临床路径释义

眼科分册

王宁利　主　编

中国协和医科大学出版社

图书在版编目（CIP）数据

临床路径释义·眼科分册/王宁利主编. —北京：中国协和医科大学出版社，2016.4
ISBN 978-7-5679-0519-1

Ⅰ.①临…　Ⅱ.①王…　Ⅲ.①临床医学-技术操作规程 ②眼病-诊疗-技术操作规程
Ⅳ.①R4-65

中国版本图书馆 CIP 数据核字（2016）第 044671 号

临床路径释义·眼科分册

主　　编：王宁利
责任编辑：许进力　王朝霞

出版发行：**中国协和医科大学出版社**
（北京东单三条九号　邮编 100730　电话 65260378）
网　　址：www.pumcp.com
经　　销：新华书店总店北京发行所
印　　刷：北京佳艺恒彩印刷有限公司

开　　本：787×1092　1/16 开
印　　张：11.75
字　　数：230 千字
版　　次：2016 年 7 月第 1 版　　　2016 年 7 月第 1 次印刷
定　　价：52.00 元

ISBN 978-7-5679-0519-1

《临床路径释义》丛书指导委员会名单

《临床路径释义》丛书编辑委员会名单

《临床路径释义·眼科分册》编审专家名单

编写指导委员会委员（按姓氏笔画排序）

王　薇　　北京大学第三医院
申屠形超　浙江大学医学院附属第二医院
刘奕志　　中山大学附属中山眼科中心
何守志　　中国人民解放军总医院
姚　克　　浙江大学医学院附属第二医院
唐罗生　　中南大学湘雅二医院
董方田　　中国医学科学院北京协和医院
黎晓新　　北京大学人民医院

主　编　王宁利

编　委（按姓氏笔画排序）

马景学　　河北医科大学第二医院
王宁利　　首都医科大学附属北京同仁医院
朱思泉　　首都医科大学附属北京同仁医院
刘祖国　　厦门大学眼科研究所
杨培增　　重庆医科大学附属第一医院
范先群　　上海交通大学医学院附属第九人民医院
赵明威　　北京大学人民医院
赵堪兴　　天津市眼科医院
郝燕生　　北京大学第三医院
葛　坚　　中山大学附属中山眼科中心
谢立信　　山东省眼科研究所
潘志强　　首都医科大学附属北京同仁医院
魏文斌　　首都医科大学附属北京同仁医院

参编人员名单（按姓氏笔画排序）

牟大鹏　　首都医科大学附属北京同仁医院
梁庆丰　　首都医科大学附属北京同仁医院
董　诺　　厦门大学附属厦门眼科中心

总　序

作为公立医院改革试点工作的重要任务之一，实施临床路径管理对于促进医疗服务管理向科学化、规范化、专业化、精细化发展，落实国家基本药物制度，降低不合理医药费用，和谐医患关系，保障医疗质量和医疗安全等都具有十分重要的意义，是继医院评审、“以病人为中心”医院改革之后第三次医院管理的新发展。

临床路径是应用循证医学证据，综合多学科、多专业主要临床干预措施所形成的“疾病医疗服务计划标准”，是医院管理深入到病种管理的体现，主要功能是规范医疗行为、增强治疗行为和时间计划、提高医疗质量和控制不合理治疗费用，具有很强的技术指导性。它既包含了循证医学和“以病人为中心”等现代医疗质量管理概念，也具有重要的卫生经济学意义。临床路径管理起源于西方发达国家，至今已有20余年的发展历史。美国、德国等发达国家以及我国台湾、香港地区都已经应用了大量常见病、多发病的临床路径，并取得了一些成功的经验。20世纪90年代中期以来，我国北京、江苏、浙江和山东等部分医院也进行了很多有益的尝试和探索。国内外的实践证明，实施临床路径管理，对于规范医疗服务行为，促进医疗质量管理从粗放式的质量管理，进一步向专业化、精细化的全程质量管理转变具有十分重要的作用。

经过一段时间临床路径试点工作，对适合我国国情的临床路径管理制度、工作模式、运行机制以及质量评估和持续改进体系进行了探索。希望通过《临床路径释义》一书，对临床路径相关内容进行答疑解惑及补充说明，帮助医护人员和管理人员准确地理解、把握和正确运用临床路径，起到一定的作用。

马晓伟

序　言

随着科学技术的进步，眼科学的诊断、治疗手段有了很大的发展，各种先进仪器的使用及由于材料学发展所诞生的人工晶状体、人工角膜等眼内植入物的临床推广，使得眼科学领域内众多的治疗新理念和新技术、新术式蓬勃发展。在发展的同时，要注意学科良性运转及治疗的有效性及可及性，眼病患者面对突飞猛进的技术发展，能否在承担起治疗费用的基础上得到有效治疗，这是一个理性社会需要关注的问题。所以眼科诊疗的规范化管理尤为重要，眼科临床路径的管理是一种新型的眼科范化管理模式，经过国外 30 多年的临床实践，已形成了成熟的管理制度、工作模式、运行机制、质量评估和持续改进体系，并证明能很好地规范诊疗行为、控制医疗费用的无序增长。在国内，临床路径虽然起步较晚，但是通过前期实施临床路径的结果可以看出：明显提高了患者满意度，缩短了平均住院天数，降低了平均住院费用。

眼科临床路径的制定是以眼科临床诊疗指南为依据，其内容更简洁，易读，适用于包括眼科在内的多部门具体操作，是针对特定眼病的诊疗流程，注重治疗过程中各专科间的协同性，注重治疗的结果，注重时间性。由于临床路径要求其文字简洁、内容规范，所以需要解释的内容不能在临床路径正文中出现，而眼科临床疾病复杂多样，我国各级医院诊疗水平、药物配置参差不齐，在这种条件下使用统一的路径管理，需要有一个详细的解释，具体疾病具体处理，让各位医生、护士掌握临床路径要求的每一个具体操作细节，更好地运用临床路径来指导临床诊疗工作，更好地造福人民，这就是《临床路径释义·眼科分册》产生的初衷。

值得注意的是，“眼科临床路径” 只是针对该种疾病的患者主体提供了诊疗流程，多数患者在治疗预期结果范围内可按照这一路径来执行，但考虑到临床实践的复杂性，要求临床医师要以人为本，根据患者个体特性及病情变化，及时准确地提供有效的规范化诊治，不能因为控制医疗费用增长而贻误患者的及时治疗。

本分册所针对的 12 种眼科疾病均由国内该领域权威专家亲自执笔，集多年临床实践在“临床路径” 的框架下完成，旨在帮助眼科从业人员更加准确地理解、“消化” 眼科临床路径的内容，是目前最完善、最权威的“眼科临床路径释义” 系列图书之一。

谢立信

中国工程院院士

山东省眼科研究所所长

2015 年 11 月于青岛

前 言

开展临床路径工作是我国医药卫生改革的重要举措。临床路径在医疗机构中的实施为医院管理提供标准和依据，是医院管理的抓手，是实实在在的医院内涵建设的基础，是一场重要的医院管理革命。

为更好地贯彻国务院办公厅医疗卫生体制改革的有关精神，帮助各级医疗机构开展临床路径管理，保证临床路径试点工作顺利进行，自2011年起，受国家卫生和计划生育委员会委托，中国医学科学院承担了组织编写《临床路径释义》的工作。

在医院管理实践中，提高医疗质量、降低医疗费用、防止过度医疗是世界各国都在努力解决的问题。重点在于规范医疗行为，抑制成本增长与有效利用资源。研究与实践证实，临床路径管理是解决上述问题的有效途径，尤其在整合优化资源、节省成本、避免不必要检查与药物应用、建立较好医疗组合、提高患者满意度、减少文书作业、减少人为疏失等诸多方面优势明显。因此，临床路径管理在医改中扮演着重要角色。2011年1月，卫生部公布的《2011年卫生工作要点》中特别把“继续制定常见病、多发病临床路径，增加实施病种数量，扩大临床路径实施覆盖面”作为一项公立医院的改革任务来布置。2015年2月，国家卫计委发布《关于印发进一步改善医疗服务行动计划的通知》，明确要求两年后，所有三级医院和80%的二级医院均要实行临床路径管理。实现患者明白就诊，至2017年底，所有三级医院和80%的二级医院实行临床路径管理，三级医院50%的出院患者和二级医院70%的出院患者按照临床路径管理。

到目前为止，临床路径试点工作已进行一段时间，对绝大多数医院而言，这是一项有挑战性的工作，不可避免地会遇到若干问题，既有临床方面的问题，也有管理方面的问题，最主要是对临床路径的理解一致性问题。这就需要统一思想，在实践中探索解决问题的最佳方案。临床路径释义是对临床路径的答疑解惑及补充说明，目的是帮助试行临床路径医疗单位的医护人员和管理人员，能够准确地理解、把握和正确运用临床路径，解读每一个具体操作流程，合理配置医疗资源规范医疗行为，提高医疗质量，保证医疗安全。

本书由王宁利教授等数位知名专家亲自编写审定。编写前，各位专家认真研讨了临床路径在试行过程中各级医院所遇到的有普遍性的问题，在专业与管理两个层面，从医师、护士、患者多个角度进行了释义和补充，供临床路径管理者和实践者参考。

对于每个病种，我们补充了“疾病编码”和“检索方法”两个项目，将临床路径表单细化为“医师表单”、“护士表单”和“患者表单”，并对临床路径及释义中涉及的“给药方案”进行了详细地解读，即细化为“给药流程图”、“用药选择”、“药学提示”、“注意事项”、“参考文献”。

疾病编码可以看做适用对象的释义，兼具标准化意义，使全国各医疗机构能够有统一标准，明确进入临床路径的范围。对于2009版临床路径公布时个别不准确的编码我们也给予了修正和补充。例如，原临床路径文件中的“肝硬化腹水”，其ICD-10编码“K74伴有R18”。这组编码虽然表明肝硬化腹水，但它把一些特定病因的肝硬化腹水排除在外，因此在释义中给予修改，增加了特定病因的肝硬化腹水编码，使其更加准确。增加“检索方法”是为了使医院运用信息化工具管理临床路径时，可以全面考虑所有因素，避免漏检、误检数据。这样医院检索获取的数据能更完整，也有助于卫生行政部门的统计和考核。

依国际惯例，表单细化为“医师表单”、“护士表单”和“患者表单”，责权分明，便于使用。这些仅为专家的建议方案，具体施行起来，各医疗单位还需根据实际情况修改。

实施临床路径管理意义重大，但也艰巨而复杂。在组织编写这套释义的过程中，我们对此深有体会。因时间和条件限制，书中不足之处难免，欢迎同行诸君批评指正。

编　者

2016年5月

目 录

第一章　原发性急性闭角型青光眼临床路径释义

一、原发性急性闭角型青光眼编码

原发性闭角型青光眼，是由于周边虹膜堵塞小梁网，或与小梁网产生永久性粘连，房水外流受阻，引起眼压升高的一类青光眼。分为急性和慢性。

疾病名称及编码：原发性闭角型青光眼 H40.2
原发性急性闭角型青光眼 H40.201
原发性慢性闭角型青光眼 H40.202

手术操作及编码：小梁切除术 12.64

ICD-10 中并没有急性闭角型青光眼及慢性闭角型青光眼的具体编码，H40.2 指原发闭角型青光眼，对于急性闭角型青光眼，不同的地方赋予的尾码不太一致。

二、临床路径检索方法

H40.201 伴 12.64

三、原发性急性闭角型青光眼临床路径标准住院流程

（一）适用对象

第一诊断为原发性急性闭角型青光眼（ICD-10：H40.203）。

行小梁切除术（ICD-9-CM-3：12.64）。

释义

■ 适用对象编码参见第一部分。

■ 本路径适用对象为临床诊断为原发性闭角型青光眼，眼压不能用常规药物控制或者不能遵医嘱用药，需行小梁切除术的患者。若合并白内障需晶体摘除，或拟行其他抗青光眼手术，例如房角粘连分离术的原发性闭角型青光眼患者均不进入该路径。

■ 原发性急性闭角型青光眼患者与继发性青光眼患者的临床表现有时相同，难以鉴别，有些继发的因素在术前难以发现或明确，如在术中发现有晶体半脱位、晶体膨胀，慢性闭角型青光眼急性发作、恶性青光眼者不适用本路径。

■ 有些原发性急性闭角型青光眼患者在保守治疗或者采用小梁切除以外的其他治疗方式后可以控制眼压，这部分患者不适用本路径。

■ 如果因合并其他全身疾病影响手术的进行，在住院期间需要其他科室医生协助处理的患者不进入本路径。

■ 需行全身麻醉手术的原发急性闭角型青光眼患者不适用本路径。

（二）诊断依据

根据《临床诊疗指南·眼科学分册》（中华医学会编著，人民卫生出版社，2007），《临床技术操作规范·眼科学分册》（中华医学会编著，人民军医出版社，2006），《我国原发性青光眼诊断和治疗专家共识》[中华眼科杂志，2008（9）：862-863]。

1. 症状：眼痛、头痛，恶心、呕吐，视力下降等。

2. 体征：眼压高，前房浅，结膜充血，角膜水肿，色素 KP，青光眼斑，虹膜节段萎缩，前房角狭窄或关闭等。

释义

■ 眼压急性升高压迫眼睫状神经末梢产生剧烈眼球胀痛，可放射至三叉神经区前额、眉弓、眼眶周围，甚至偏头痛，常伴有雾视、虹视、恶心、呕吐，由此引起的迷走神经反射可出现出汗和心动过缓，有时还会出现体温升高、便秘等。特别需要注意某些急性发作的患者头痛、恶心及呕吐明显，容易误诊为神经内科或者消化科疾病。

■ 诊断依据中比较重要的是急性发作的病史，以及体检发现眼压升高，角膜水肿，前房变浅，一些患者可出现青光眼斑，以及虹膜血管闭塞导致的虹膜节段萎缩。如果角膜透明可行前房角镜检查，容易发现房角狭窄或者关闭（接触性或者粘连性）。另外，需要注意除外某些继发因素例如晶体膨胀、晶体脱位等导致的急性房角关闭。

（三）治疗方案的选择

根据《临床诊疗指南·眼科学分册》（中华医学会编著，人民卫生出版社，2007），《临床技术操作规范·眼科学分册》（中华医学会编著，人民军医出版社，2006），《眼科临床指南（PPP）》（美国眼科学会编），《我国原发性青光眼诊断和治疗专家共识》[中华眼科杂志，2008（9）：862-863]。

1. 小梁切除术：房角关闭超过 1/2 圆周。

2. 激光/手术周边虹膜切除术：房角关闭小于 1/2 圆周，无青光眼性视神经损害。

释义

■ 激光周边虹膜切除更适于闭角型青光眼瞳孔阻滞型的早期。如果此路径包括这一手术，应该增加手术编码 12.41/12.42。

■ 对于急性原发性闭角型青光眼的治疗方案的选择需要根据不同的类型、房角关闭的程度、药物治疗效果、视神经损伤程度来确定。

■ 急性原发性闭角型青光眼房角关闭超过两个象限、药物治疗不能控制眼压者则考虑手术治疗。手术前尽量降低眼压，必要时可先行前房穿刺。

■ 激光/手术周边虹膜切除术是一种有效预防和降低青光眼急性发作风险的方法，适用于房角关闭小于 1/2 圆周的患者，或者急性青光眼前驱期和临床缓解期，但不属于本路径的范畴。

（四）标准住院日为5~7天

释义

■ 标准住院日是根据目前多数医院的现状制订，提倡缩短住院日。根据患者的病情，术前准备1~2天或者急诊手术，术后观察眼压、前房形成、滤过泡及切口愈合情况4~5天。如果出现严重浅前房、睫状体脉络膜脱离、恶性青光眼、滤过泡渗漏需要保守或者手术处理，住院观察时间需要延长，属于变异情况。

（五）进入临床路径标准

1. 第一诊断必须符合ICD-10：H40.203原发性急性闭角型青光眼疾病编码。

2. 若患者同时具有其他疾病诊断，但在住院期间不需要特殊处理也不影响第一诊断的临床路径流程实施，可以进入临床路径。

释义

■ 患者必须有典型的急性青光眼发作史，体征表现为眼压升高合并房角大范围的关闭，除外继发性的房角关闭因素。

■ 假如患者合并白内障或者眼底病等其他疾病，如果住院期间不需要针对这些疾病进行治疗，可以进入本路径。

（六）术前准备（术前评估）1~2天

1. 必需的检查项目

（1）血常规、尿常规。

（2）肝肾功能，凝血功能，感染性疾病筛查（乙肝、丙肝、艾滋病、梅毒等）。

（3）心电图，X线胸片。

释义

■ 血常规、尿常规、凝血和生化检查是常规检查，每个进入路径的患者均需完成，肝肾功能、凝血功能、心电图、X线胸片主要是评估有无基础病，关系到围术期的特殊处理，可能会影响到住院时间、费用以及治疗预后。感染性疾病的筛查主要用于排除可能的传染病如乙肝、丙肝、艾滋病、梅毒等，这些患者的手术操作时需要特殊的处置。

2. 眼部常规检查：视力、眼压、前房、晶体、视盘情况，前房角镜检查。

释义

■ 视力、眼压测量结果和眼前段情况需要准确地记录在病历中。如果角膜水肿，通过药物或者前房穿刺降眼压无法促使角膜恢复透明，不能看清视盘和房角情况，可以不做眼底检查和前房角镜检查。有条件可以安排超声生物显微镜（UBM）检查房角情况。

3. 根据病情选择 AB 超、UBM、视野。

释义

■ 如果有条件，应行 A 超检查测量眼轴长度或采用光学法（如 IOCMaster 等）以发现小眼球的患者，需要特别注意手术风险及并发症。B 超为非必须选择的检查项目，但当眼底情况看不清时，术前应行 B 超检查。UBM 是房角检查的重要手段，尤其在角膜水肿不能缓解的情况下，可以提供房角关闭的范围和程度。如果是缓解期，角膜透明，可以做视野检查评估视神经损伤情况，为术后视力评估的提供参考依据。

（七）预防性抗菌药物选择与使用时机

1. 按照《抗菌药物临床应用指导原则》（卫医发〔2004〕285 号）执行，根据患者病情合理使用抗菌药物。

2. 选用抗菌药物滴眼液，预防性用药时间可 1~3 天。

释义

■ 术前 2~3 天应选用广谱的抗生素滴眼液，每日 4~6 次。如果是急诊手术，术前频点抗生素滴眼液。同时应冲洗泪道，除外泪囊炎。对于合并有急性结膜炎的患者，使用局部抗生素的时间应延长，直到炎症完全消退后 1 周方可手术，以预防术后感染。

（八）手术日为入院第 2~3 天

1. 麻醉方式：局部麻醉或表面麻醉。

2. 术内固定物：无。

3. 术中用药：麻醉常规用药。

释义

■ 建议手术日为入院第 1~3 天。

■ 本路径规定的麻醉方式为局部麻醉，不包括全身麻醉。配合好的患者可以仅用表面麻醉。

■ 术中麻醉药包括利多卡因、布比卡因等局部麻醉药，以及盐酸奥布卡因滴眼剂等。根据患者具体病情可以使用缩瞳剂和减少术后滤过泡瘢痕化的抗代谢药物，例如丝裂霉素、氟尿嘧啶及其他可以减少瘢痕化的药物。

（九）术后住院恢复 3~4 天

1. 必须复查的检查项目：前房形成及反应、瞳孔状况、滤过泡情况，结膜切口缝合情况，眼压，视力（矫正）。

2. 抗菌药物应按照《抗菌药物临床应用指导原则》（卫医发〔2004〕285 号）执行，结合患者病情合理使用。

释义

■ 青光眼术后的前几天浅前房是常见术后并发症，合并低眼压的浅前房常见原因有滤过过强、滤过泡漏、脉络膜脱离及睫状体脱离；合并高眼压的浅前房常见原因有恶性青光眼和脉络膜暴发性出血等。除常见眼科裂隙灯检查外，还可考虑行 B 超和（或）UBM 检查明确原因。对于低眼压的浅前房，轻症者可行配戴治疗用绷带镜，加压包扎等处理。滤过泡漏，保守处理。如果前房浅，浅 2 度以上非手术治疗无效，有发生角膜水肿风险的患者需要及时手术处理。恶性青光眼和脉络膜暴发性出血也要根据病情严重程度行药物或手术治疗。眼压是青光眼术后观察很重要的指标之一，对于判断滤过通道和滤过泡的功能也有很大的帮助，术后 1 周内比较理想的眼压应该维持在正常偏低的范围（8~14mmHg），早期过低（<8mmHg）或者过高（>21mmHg）的眼压都需要密切观察，及时查找原因并做出相应的处理。

因为术后常规使用散瞳剂的关系，以及前房深度的改变，视力常有不同程度的下降，必要时应该做矫正视力的检查。

■ 鉴于 2012 年 8 月 1 日起施行《抗菌药物临床应用管理办法》[卫生部（现国家卫生和计划生育委员会）令第 84 号]，路径中抗生素使用应按照新的管理规范执行，对于高龄、合并糖尿病、免疫性疾病等感染高危患者，可酌情全身使用抗生素。原则上以眼部使用抗生素预防感染为首选。术后常规使用抗菌药物滴眼剂、糖皮质激素滴眼剂和散瞳剂。另外，也可以根据病情需要考虑短期口服激素和止痛药物以减轻术后反应和不适。

（十）出院标准

1. 高眼压得到控制。
2. 前房基本恢复正常。
3. 结膜切口愈合好，无感染征象。

释义

■ 大多数患者术后眼压恢复正常或者轻度偏低，如果术后前房稳定（维持术后3天以上）、炎症反应轻微、切口愈合好、无感染、功能性滤过泡形成，可以安排出院，门诊随诊观察。

■ 患者有轻度的脉络膜脱离和睫状体脱离，但前房深度好，眼压稳定者也可以出院观察。

（十一）变异及原因分析

1. 患者术前存在持续性眼压高或眼轴短，真性小眼球等因素，容易出现恶性青光眼或脉络膜脱离等并发症，术后可能出现前房形成迟缓，需药物治疗甚至手术处理，导致住院时间相应延长。

2. 出现手术并发症，如结膜伤口愈合不良、滤过泡渗漏、前房形成迟缓、脉络膜渗漏、驱逐性脉络膜出血等，转入相应路径。

3. 第一诊断为原发性急性闭角型青光眼，又合并老年性白内障，需行“青白联合”手术者，不进入临床路径。

4. 需行全麻手术者不进入本路径。

释义

■ 变异是指入选临床路径的患者未能按路径流程完成医疗行为或未达到预期的医疗质量控制目标。包括以下方面：①按路径流程完成治疗，但出现非预期结果，从而导致住院时间延长。例如青光眼术后并发了恶性青光眼，严重的脉络膜睫状体脱离，浅前房需要手术处理。术前存在持续性眼压高或眼轴短，真性小眼球等是发生上述情况的高危因素。按路径流程完成治疗，但超出了路径规定的时限或限定的费用也属于变异，如患者突然感冒等原因，实际住院日超出标准住院日要求，或未能在规定的手术日时间限定内实施手术等。②不能按路径流程完成治疗，患者需要中途退出路径。如治疗过程中出现结膜伤口愈合不良、滤过泡渗漏、前房形成迟缓、脉络膜渗漏、驱逐性脉络膜出血等严重并发症，需要转入其他路径进行治疗等。③第一诊断为原发性急性闭角型青光眼，又合并老年性白内障或者其他眼部病变，需行联合手术者，不进入路径。④对于种种原因不能耐受局部麻醉手术而需行全身麻醉手术者不进入本路径。⑤合并较重的全身疾病，如糖尿病、高血压、肾衰竭等疾病，血压、血糖短时间内难以控制者，不进入本临床路径，需要转入其他路径进行治疗等。

■ 出现变异的情况后，主管医师要认真分析原因，并在临床路径表单中说明。

四、原发性急性闭角型青光眼临床路径给药方案

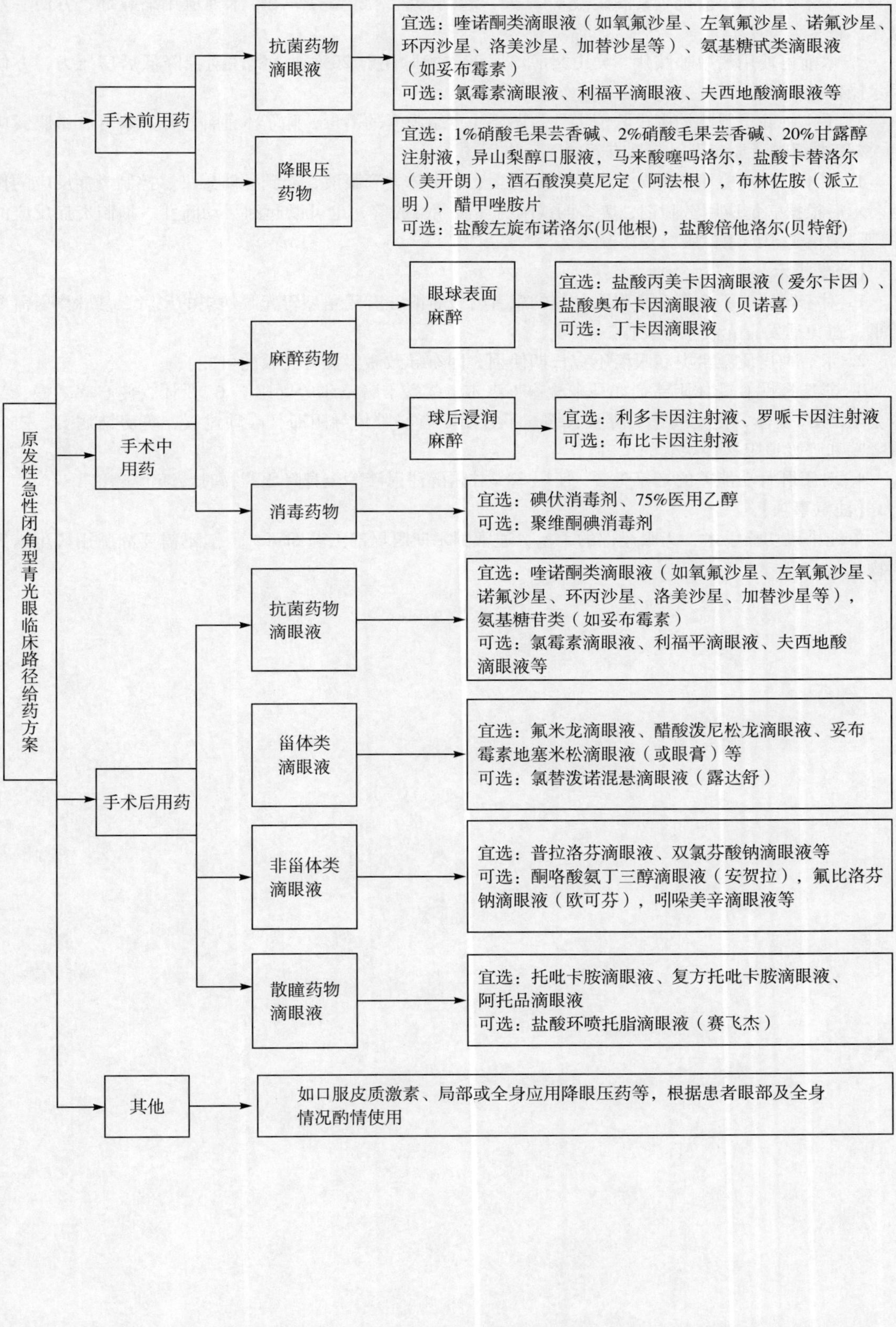

【用药选择】

1. 手术前应用广谱抗生素滴眼液1~3天，起到清洁结膜囊的作用。术前应用缩瞳剂，方便手术操作。

2. 术前可使用醋甲唑胺片、异山梨醇口服液或静脉注射20%甘露醇注射液降低后房压力，方便手术操作。

3. 手术中除了眼睑周围皮肤消毒外，还要注意结膜囊的消毒，除了术前冲洗结膜囊外，结膜囊应用5%聚维酮碘消毒液可以起到有效的灭菌作用。

4. 手术后常规应用广谱抗生素、皮质激素、非甾体类滴眼液，起到预防感染、控制炎症反应的作用。术后根据病情应用散瞳剂，美多丽或阿托品眼用凝胶等，也可以起到活动瞳孔、抑制炎症反应的作用。酌情是否应用口服糖皮质激素。

【药学提示】

1. 对于肾功能不全等全身状况欠佳的患者，或者既往有闭角型青光眼病史的患者，静脉注射需要慎重，避免诱发青光眼急性发作。

2. 术后糖皮质激素类滴眼液不宜长期使用，因有导致激素性青光眼的可能。

3. 非选择性β受体阻滞剂如马来酸噻吗洛尔、盐酸卡替洛尔等因阻滞β_1受体，使心率减慢，又因会阻滞β_2受体，使支气管平滑肌收缩，不宜用于有心脏传导阻滞、心动过缓、窦房结病变、支气管哮喘和呼吸道阻塞性疾病的患者。

4. 对于肝肾功能差的老年患者，使用20%甘露醇注射液等全身降压药物时要谨慎。

【注意事项】

单纯小梁切除手术，为眼局部的手术，通常围术期眼局部点药即可，一般不需要静脉用抗生素等药物。

五、推荐表单

（一）医师表单

原发性急性闭角型青光眼临床路径医师表单

适用对象：**第一诊断为**原发性急性闭角型青光眼（ICD-10：H40.203）

行小梁切除术（ICD-9-CM-3：12.64）

患者姓名：＿＿＿性别：＿＿＿年龄：＿＿＿门诊号：＿＿＿住院号：＿＿＿

住院日期：＿＿年＿＿月＿＿日　出院日期：＿＿年＿＿月＿＿日　标准住院日：5~7 天

时间	住院第 1 天	住院第 1~2 天	住院第 2~3 天（手术日）
主要诊疗工作	□ 询问病史及体格检查 □ 完成病历书写 □ 开化验单 □ 上级医师查房与术前评估 □ 药物处理高眼压 □ 初步确定手术方式和日期 □ 眼科特殊检查：前房角镜检查，AB 超，UBM，视野检查	□ 上级医师查房 □ 完善术前检查和术前评估 □ 住院医师完成术前小结、术前讨论、上级医师查房记录等 □ 向患者及家属交代病情，签署手术同意书、自费用品协议书	□ 手术：眼压控制正常下尽快进行手术治疗 □ 术者完成手术记录 □ 住院医完成术后病程 □ 上级医师查房 □ 向患者及家属交代病情及术后注意事项
重点医嘱	**长期医嘱：** □ 眼科二级护理常规 □ 饮食 □ 抗菌药物滴眼液 □ 高渗剂降眼压（甘露醇或甘油盐水） □ 口服碳酸酐酶抑制剂（醋甲唑胺） □ β 受体阻滞剂 □ 受体激动剂 □ 缩瞳剂 **临时医嘱：** □ 血、尿常规 □ 肝肾常规，凝血功能，感染性疾病筛查，心电图，X 线胸片 □ 眼部 AB 超、UBM、视野（必要时） □ 眼压控制不满意，必要时前房穿刺	**长期医嘱：** □ 同第一日 **临时医嘱：** □ 常规准备明日在局部麻醉下行小梁切除术 □ 备皮洗眼 □ 术前 1 小时肌注止血针 □ 术前晚口服镇静药（必要时）	**长期医嘱：** □ 眼科术后二护理常规 □ 普食 □ 抗菌药物+激素滴眼液 □ 非甾体类抗炎滴眼液 □ 散瞳剂（必要时） □ 口服抗菌药物 □ 口服皮质激素（必要时） □ 口服非甾体类抗炎药（必要时） □ 口服止血药 **临时医嘱：** □ 今日在局部麻醉下行小梁切除术
病情变异记录	□ 无　□ 有，原因： 1. 2.	□ 无　□ 有，原因： 1. 2.	□ 无　□ 有，原因： 1. 2.
医师签名			

时间	住院第 3~4 天 （术后第 1 日）	住院第 4~5 天 （术后 2 日）	住院第 5~7 天 （术后 3~4 日，出院日）
主要诊疗工作	□ 上级医师查房 □ 注意眼压、伤口、滤过泡、前房等情况 □ 住院医师完成常规病历书写	□ 上级医师查房 □ 注意眼压、伤口、滤过泡、前房等情况 □ 住院医师完成常规病历书写 □ 如果出现浅前房、脉络膜脱离、或恶性青光眼，及时进行相应处理	□ 上级医师查房 □ 注意眼压、伤口、滤过泡、前房等情况 □ 根据术后伤口、前房、滤过泡情况决定术后出院时间 □ 完成出院志、病案首页、出院诊断证明书等病历资料 □ 向患者交代出院后的后续治疗及相关注意事项，如复诊时间等
重点医嘱	**长期医嘱：** □ 同术后当日 **临时医嘱：** □ 如果滤过强、前房浅，必要时包扎、散瞳	**长期医嘱：** □ 根据并发症情况予相应治疗 □ 恶性青光眼：高渗剂，阿托品散瞳，复方托比卡安散瞳，口服激素，醋甲唑胺，眼局部抗炎治疗 □ 脉络膜脱离：阿托品散瞳，复方托比卡安散瞳，口服激素，眼局部抗炎治疗 **临时医嘱：** □ 出现并发症：局部注射 □ 如果滤过强，前房浅，可配戴治疗用绷带镜、包扎	**长期医嘱：** □ 出院带药 抗菌药物+激素滴眼液 非甾体类抗炎药 必要时散瞳剂 □ 门诊随诊
病情变异记录	□ 无 □ 有，原因： 1. 2.	□ 无 □ 有，原因： 1. 2.	□ 无 □ 有，原因： 1. 2.
医师签名			

（二）护士表单

原发性急性闭角型青光眼临床路径护士表单

适用对象：**第一诊断为**原发性急性闭角型青光眼（ICD-10：H402）
　　　　　行小梁切除术（ICD-9-CM-3：12.64）

患者姓名：________性别：________年龄：________门诊号：________住院号：________

住院日期：_____年___月___日　出院日期：_____年___月___日　标准住院日：5~7天

时间	住院第1天	住院第1~2天	住院第2~3天（手术当天）
健康宣教	□ 入院宣教 介绍主管医师、护士 介绍环境、设施 介绍住院注意事项	□ 术前宣教 宣教疾病知识、术前准备及手术过程 告知准备物品、沐浴 告知术后饮食、活动及探视注意事项 告知术后可能出现的情况及应对方式 主管护士与患者沟通，了解并指导心理应对 告知家属等候区位置	□ 术后当日宣教 告知术后注意事项 告知饮食、体位要求 告知术后可能出现情况的应对方式 给予患者及家属心理支持 再次明确探视陪伴须知
护理处置	□ 核对患者，佩戴腕带 □ 建立入院护理病历 □ 卫生处置：剪指（趾）甲、沐浴，更换病号服 □ 年龄<12岁或>80岁、双眼视力低于0.05需陪住一人	□ 协助医生完成术前检查化验，协助完成相关专科检查（前房角镜检查、UBM，视野检查） □ 卫生处置：洗头沐浴 □ 剪眼毛、冲洗结膜囊	□ 送手术 摘除患者各种活动物品 核对患者资料及术中带药 填写手术交接单，签字确认 □ 接手术 核对患者及资料，签字确认
基础护理	□ 三级护理 晨晚间护理 患者安全管理	□ 三级护理 晨晚间护理 患者安全管理	□ 二级护理 晨晚间护理 患者安全管理
专科护理	□ 护理查体 □ 需要时，填写跌倒及压疮防范表 □ 需要时，请家属陪伴 □ 遵抗菌药物滴眼液点术眼（4次/日） □ 心理护理	□ 遵抗菌药物滴眼液点术眼（4次/日） □ 心理护理	□ 病情观察，观察术眼情况变化 □ 测量患者TPR变化 □ 术前遵医嘱给药 □ 心理护理
重点医嘱	□ 详见医嘱执行单	□ 详见医嘱执行单	□ 详见医嘱执行单
护士签名			

时间	住院第3~4天 （术后第1日）	住院第4~5天 （术后2日）	住院第5~7天 （术后3~4日，出院日）
健康宣教	□ 术后宣教 眼药作用及频率 饮食、活动指导 复查患者对术前宣教内容的掌握程度	□ 术后宣教 眼药作用及频率 饮食、活动指导	□ 出院宣教 复查时间 眼药使用方法与频率 活动休息 指导饮食 指导办理出院手续
护理处置	□ 协助完成眼部相关检查	□ 协助完成眼部相关检查	□ 办理出院手续
基础护理	□ 一级护理 晨晚间护理 患者安全管理	□ 二级护理 晨晚间护理 患者安全管理	□ 二级护理 晨晚间护理 患者安全管理
专科护理	□ 病情观察，观察术眼情况变化，注意眼压、伤口、滤过泡等情况 □ 遵医嘱眼药治疗 □ 心理护理	□ 病情观察，观察术眼情况变化，注意眼压、伤口、滤过泡等情况 □ 遵医嘱眼药治疗 □ 心理护理	□ 病情观察，观察术眼情况变化，注意眼压、伤口、滤过泡等情况 □ 遵医嘱眼药治疗 □ 心理护理
重点医嘱	□ 详见医嘱执行单	□ 详见医嘱执行单	□ 详见医嘱执行单
病情变异记录	□ 无 □ 有，原因： 1. 2.	□ 无 □ 有，原因： 1. 2.	□ 无 □ 有，原因： 1. 2.
护士签名			

（三）患者表单

原发性急性闭角型青光眼临床路径患者表单

适用对象：**第一诊断为**原发性急性闭角型青光眼（ICD-10：H402）

行小梁切除术（ICD-9-CM-3：12.64）

患者姓名：________性别：________年龄：________门诊号：________住院号：________

住院日期：_____年___月___日 出院日期：_____年___月___日 标准住院日：5~7 天

时间	入 院	手术前	手术当天
医患配合	□ 配合询问病史、收集资料，请务必详细告知既往史、用药史、过敏史 □ 如服用抗凝剂，请明确告知 □ 配合进行体格检查 □ 有任何不适请告知医师	□ 配合完善术前相关检查、化验，如采血、留尿、心电图、X 线胸片、眼科特殊检查（前房角镜检查、UBM，视野检查） □ 麻醉师与您进行术前访视	□ 配合评估手术效果 □ 有任何不适请告知医师
护患配合	□ 配合测量体温、脉搏、呼吸、血压、体重 1 次 □ 配合完成入院护理评估（简单询问病史、过敏史、用药史） □ 接受入院宣教（环境介绍、病室规定、订餐制度、贵重物品保管等） □ 有任何不适请告知护士	□ 配合测量体温、脉搏、呼吸、询问大便 1 次 □ 接受术前宣教 □ 自行沐浴，加强头部清洁，剪指甲，男患者剃须 □ 准备好必要用物，吸水管 □ 取下义齿、饰品等，贵重物品交家属保管	□ 清晨测量体温、脉搏、呼吸 □ 送手术室前，协助完成核对，带齐影像资料和术中带药 □ 返回病房后，协助完成核对，配合过病床，配合血压测量 □ 遵医嘱采取正确体位 □ 配合缓解疼痛 □ 有任何不适请告知护士
饮食	□ 正常普食	□ 正常普食	□ 正常普食
排泄	□ 正常排尿便	□ 正常排尿便	□ 正常排尿便
活动	□ 正常活动	□ 正常活动	□ 平卧休息 2~3 小时后正常活动

时间	手术后	出　院
医患配合	□ 配合检查眼部情况：眼压、伤口、滤过泡、前房等情况 □ 配合眼部伤口换药	□ 接受出院前指导 □ 知道复查程序 □ 获取出院诊断书 □ 预约复诊日期
护患配合	□ 配合定时测量体温、脉搏、呼吸、每日询问排便 □ 注意活动安全，避免坠床或跌倒 □ 配合执行探视及陪伴 □ 必要时，需掌握治疗用绷带镜配戴及护理方法	□ 接受出院宣教 □ 办理出院手续 □ 获取出院带药 □ 知道眼药使用频率、方法和眼药保存注意事项 □ 知道复印病历方法
饮食	□ 正常普食	□ 正常普食
排泄	□ 正常排尿便 □ 避免便秘	□ 正常排尿便 □ 避免便秘
活动	□ 正常活动，避免疲劳	□ 正常活动，避免疲劳

附：原表单（2009 年版）

原发性急性闭角型青光眼临床路径表单

适用对象：**第一诊断为**原发性急性闭角型青光眼（ICD-10：H40.203）
行小梁切除术（ICD-9-CM-3：12.64）

患者姓名：________性别：________年龄：________门诊号：________住院号：________

住院日期：_____年___月___日　出院日期：_____年___月___日　标准住院日：5~7 天

时间	住院第 1 天	住院第 2 天	住院第 2~3 天（手术日）
主要诊疗工作	□ 询问病史及体格检查 □ 完成病历书写 □ 开化验单 □ 上级医师查房与术前评估 □ 药物处理高眼压 □ 初步确定手术方式和日期 □ 眼科特殊检查：前房角镜检查，AB 超，UBM，视野检查	□ 上级医师查房 □ 完善术前检查和术前评估 □ 住院医师完成术前小结、术前讨论、上级医师查房记录等 □ 向患者及家属交代病情，签署手术同意书、自费用品协议书	□ 手术：眼压控制正常后尽快进行手术治疗 □ 术者完成手术记录 □ 住院医师完成术后病程 □ 上级医师查房 □ 向患者及家属交代病情及术后注意事项
重点医嘱	**长期医嘱：** □ 眼科二级护理常规 □ 饮食 □ 抗菌药物滴眼液 □ 高渗剂降眼压（甘露醇或甘油盐水） □ 口服碳酸酐酶抑制剂（醋甲唑胺） □ β 受体阻断剂 □ α 受体激动剂 □ 缩瞳剂 **临时医嘱：** □ 血、尿常规 □ 肝肾常规，凝血功能，感染性疾病筛查，心电图，X 线胸片 □ 眼部 AB 超、UBM、视野（必要时） □ 眼压控制不满意，必要时前房穿刺	**长期医嘱：** □ 同第一日 **临时医嘱：** □ 常规准备明日在局麻下行小梁切除术 □ 备皮、洗眼 □ 术前 1 小时肌注止血针 □ 术前晚口服镇静药（必要时）	**长期医嘱：** □ 眼科术后二护理常规 □ 普食 □ 抗菌药物+激素眼水 □ 非甾体类抗炎药水 □ 散瞳剂（必要时） □ 口服抗菌药物 □ 口服肾上腺糖皮质激素（必要时） □ 口服非甾体类抗炎药（必要时） □ 口服止血药 **临时医嘱：** □ 今日在局麻下行小梁切除术
主要护理工作	□ 病区环境介绍 □ 入院护理评估、介绍主管医护人员 □ 医院相关制度介绍 □ 饮食宣教、生命体征监测 □ 介绍相关治疗、检查、用药等应注意的问题 □ 心理与生活护理 □ 执行医嘱，完成护理记录单	□ 指导患者熟悉病区环境 □ 执行医嘱 □ 介绍有关疾病的护理知识 □ 介绍相关治疗、检查、用药等护理中应注意的问题 □ 宣教：围术期注意事项 □ 执行手术前医嘱 □ 完成术前护理记录单书写	□ 健康宣教：术后注意事项 □ 术后心理与生活护理 □ 执行术后医嘱 □ 完成手术当日护理记录单书写 □ 观察动态病情变化，及时与医生沟通，执行医嘱 □ 介绍相关治疗、检查、用药等护理中应注意的问题
病情变异记录	□ 无　□ 有，原因： 1. 2.	□ 无　□ 有，原因： 1. 2.	□ 无　□ 有，原因： 1. 2.
护士签名			
医师签名			

时间	住院第 3~4 天 （术后第 1 天）	住院第 4~5 天 （术后第 2 天）	住院第 5~7 天 （术后第 3~4 天，出院日）
主要诊疗工作	□ 上级医师查房 □ 注意眼压、伤口、滤过泡、前房等情况 □ 住院医师完成常规病历书写	□ 上级医师查房 □ 注意眼压、伤口、滤过泡、前房等情况 □ 住院医师完成常规病历书写 □ 如果出现浅前房、脉络膜脱离或恶性青光眼，及时进行相应处理	□ 上级医师查房 □ 注意眼压、伤口、滤过泡、前房等情况 □ 根据术后伤口、前房、滤过泡情况决定术后出院时间 □ 完成出院志、病案首页、出院诊断证明书等病历资料 □ 向患者交代出院后的后续治疗及相关注意事项，如复诊时间等
重点医嘱	**长期医嘱：** □ 同术后当日 **临时医嘱：** □ 如果滤过强、前房浅，必要时包扎、散瞳	**长期医嘱：** □ 根据并发症情况予相应治疗 □ 恶性青光眼：高渗剂，阿托品散瞳，复方托比卡安散瞳，口服激素，醋甲唑胺，眼局部抗感染治疗 □ 脉络膜脱离：阿托品散瞳，复方托比卡安散瞳，口服激素，眼局部抗感染治疗 **临时医嘱：** □ 出现并发症：局部注射 □ 如果滤过强，前房浅，包扎	**长期医嘱：** □ 出院带药 ■ 抗菌药物+激素滴眼液 ■ 非甾体类抗炎药滴眼液 ■ 必要时散瞳剂 □ 门诊随诊
主要护理工作	□ 执行术后医嘱 □ 健康宣教：手术后相关注意事项，介绍有关康复锻炼方法 □ 术后用药知识宣教 □ 监测患者生命体征变化、术眼情况变化 □ 术后心理与生活护理 □ 完成术后护理记录单	□ 执行术后医嘱 □ 健康宣教：手术后相关注意事项，介绍有关康复锻炼方法 □ 术后用药知识宣教 □ 监测患者生命体征变化、术眼情况变化 □ 术后心理与生活护理 □ 完成术后护理记录单	□ 执行术后医嘱、出院医嘱 □ 进行出院指导：生活指导、饮食指导、用药指导 □ 监测患者生命体征变化、术眼情况变化 □ 完成术后及出院护理记录单
病情变异记录	□ 无 □ 有，原因： 1. 2.	□ 无 □ 有，原因： 1. 2.	□ 无 □ 有，原因： 1. 2.
护士签名			
医师签名			

第二章　单纯性孔源性视网膜脱离临床路径释义

一、单纯性孔源性视网膜脱离编码

疾病名称及编码：单纯性孔源性视网膜脱离 H33.001

手术操作及编码：视网膜脱离复位巩膜扣带术 14.4

二、临床路径检索方法

H33.001 伴 14.4

三、单纯性孔源性视网膜脱离临床路径标准住院流程

（一）适用对象

第一诊断为单纯性孔源性视网膜脱离（ICD-10：H33.001）。

行视网膜脱离复位巩膜扣带术（ICD-9-CM-3：14.4）。

释义

■ 本路径适用对象为单纯性孔源性视网膜脱离，不包括伴有严重 PVR 的孔源性视网膜脱离，也不包括牵拉性和渗出性视网膜脱离。

■ 本路径适用于位于赤道部以前的视网膜裂孔引起的视网膜脱离，对于后极部视网膜裂孔如黄斑裂孔等引起的单纯性孔源性视网膜脱离，应采用玻璃体切割术，不适用本路径。对于复杂多发视网膜裂孔或者巨大裂孔者，也不适用本路径，应采用玻璃体切割术。

■ 本路径不适用于合并有明显屈光间质混浊如白内障、玻璃体积血影响术中观察和定位裂孔的病例。

■ 单纯孔源性视网膜脱离的治疗方法有多种选择，如玻璃体切割术等，本路径针对的是视网膜脱离复位术中的巩膜扣带术，其他治疗方式见另外的路径指南。

（二）诊断依据

根据《临床诊疗指南·眼科学分册》（中华医学会编著，人民卫生出版社，2007），《临床技术操作规范·眼科学分册》（中华医学会编著，人民军医出版社，2006），《眼科临床指南》（美国眼科学会编，中华医学会眼科学分会编译，人民卫生出版社，2006）。

1. 症状：视力突然下降伴视物遮挡。

2. 体征：眼底检查可见脱离的视网膜及视网膜裂孔。

释义

■ 单纯孔源性视网膜脱离患者症状可表现为与脱离范围相对应的视野缺损、视物遮挡，但中心视力可正常。当视网膜脱离范围累及黄斑时，视力可明显下降。也有少数患者视网膜脱离位于周边部，无明显症状，于常规散瞳检查时发现。

■ 散瞳眼底检查可见视网膜灰白色隆起，并可见视网膜裂孔，玻璃体视网膜增殖牵拉并不明显。

（三）治疗方案的选择

根据《临床诊疗指南·眼科学分册》（中华医学会编著，人民卫生出版社，2007），《临床技术操作规范·眼科学分册》（中华医学会编著，人民军医出版社，2006）。

视网膜脱离复位巩膜扣带术指征：

1. 视网膜脱离不合并严重的增生性玻璃体视网膜病变。
2. 视网膜脱离不合并后极部视网膜裂孔。
3. 视网膜脱离不合并脉络膜脱离。

释义

■ 单纯性孔源性视网膜脱离使用巩膜扣带术治疗的患者，应不合并严重增生的玻璃体视网膜病变，不合并后极部视网膜裂孔，不合并严重脉络膜脱离。

（四）标准住院日为 7~12 天

释义

■ 标准住院日是针对多数医院的现状制订，提倡缩短住院日。

■ 单纯孔源性视网膜脱离患者入院后，术前准备 1~3 天，在第 2~4 天手术，术后恢复 3~5 天出院。如果术中未放液，术后第 2 日视网膜下液吸收可以出院。

（五）进入临床路径标准

1. 第一诊断必须符合 ICD-10：H33.001 单纯性孔源性视网膜脱离疾病编码。
2. 若患者同时具有其他疾病诊断，但在住院期间不需要特殊处理也不影响第一诊断的临床路径流程实施，可以进入临床路径。

释义

■ 单纯性孔源性视网膜脱离裂孔位于赤道部以前，且不合并脉络膜脱离，不合并明显屈光间质混浊影响手术观察和操作。

■ 患者同时具有其他疾病，如糖尿病、屈光不正等，住院期间不需要特殊处理，可以进入本路径。

（六）术前准备（术前评估）1~3天

1. 必需的检查项目

（1）血常规、尿常规。

（2）肝肾功能、血糖，凝血功能，感染性疾病筛查（乙肝、丙肝、艾滋病、梅毒等）。

（3）心电图，X线胸片。

（4）眼部AB超。

2. 根据患者病情需要可选择行眼底照像、OCT及FFA等检查。

释义

■ 必查项目是确保手术治疗安全、有效开展的基础，术前必须完成。相关人员应认真分析检查结果，以便及时发现异常情况并采取对应处理。

■ 为缩短患者术前等待时间，检查项目可以在患者入院前于门诊完成。

■ 进行眼部B超或彩色多普勒超声和眼底照像以确认视网膜脱离。若可疑周边部视网膜裂孔合并黄斑裂孔时可行OCT检查。若怀疑合并视网膜屏障功能异常时，可行FFA检查。

（七）预防性抗菌药物选择与使用时机

1. 按照《抗菌药物临床应用指导原则》（卫医发〔2004〕285号）执行，根据患者病情合理使用抗菌药物。

2. 选用抗菌药物滴眼液，预防性用药时间可1~3天。

释义

■ 术前2~3天应选用广谱的抗菌药物滴眼剂，每日4~6次。同时应冲洗泪道，除外泪囊炎。对于合并有急性结膜炎的患者，使用局部抗生素的时间应延长，直到炎症完全消退后1周方可手术，以预防术后感染。

（八）手术日为入院第2~4天

1. 麻醉方式：局部麻醉，可行局部麻醉联合神经安定镇痛。

2. 手术内固定物：硅胶或硅海绵。

3. 术中用药：利多卡因、罗派卡因或布比卡因。

4. 术中用耗品：巩膜缝线，冷凝用气，激光探头，膨胀气体。

释义

■ 本路径推荐的麻醉方式为局部麻醉。年幼患者或对疼痛敏感患者也可以用全麻，但不进入该路径。

■ 术中根据情况可巩膜扣带术联合玻璃体腔注气术以利于视网膜复位。

■ 术中用药还有聚维酮碘消毒液。

■ 术中用耗品还有硅胶或硅海绵、球结膜缝线、肌肉牵引线、注射器、受水袋、棉签、眼垫、手术贴膜、尖刀片、空气过滤器、定位点标记笔等。

（九）术后住院恢复5~8天

1. 术后需要复查的项目：视力、眼压、结膜伤口、眼前节、视网膜相关检查，根据患者病情变化选择检查项目。

2. 选择用药

（1）抗菌药物：按照《抗菌药物临床应用指导原则》（卫医发〔2004〕285号）执行，结合患者病情合理使用抗菌药物，用药时间为1~2天。

（2）抗菌药物滴眼液。

（3）皮质激素滴眼液。

（4）散瞳剂。

释义

■ 术后根据患者视网膜复位情况除了常规眼底镜观察外，必要时可辅助眼科超声、OCT等相关检查项目。

■ 术后根据眼部反应情况调整用药，激素类滴眼剂要注意观察眼压。

■ 鉴于2012年8月1日起施行《抗菌药物临床应用管理办法》［卫生部（现国家卫生和计划生育委员会）令第84号］，路径种抗生素使用应按照新的管理规范执行，路径均不再全身（口服、静脉注射或肌内注射）使用抗生素，原则上以局部使用抗生素预防感染。

■ 眼科用药主要采用抗菌药物滴眼剂。其他用药如皮质激素滴眼液、非甾体类抗炎药水、散瞳剂。

（十）出院标准

1. 眼压正常范围。

2. 裂孔封闭，视网膜复位。

3. 伤口愈合好。

释义

■ 患者出院前应符合如上相关检查标准，若未达到如上标准或有眼内感染征象，应分析原因，并做出相应的处理方案。

（十一）变异及原因分析

1. 术前评估为严重的增殖性玻璃体视网膜病变、巨大或多发或后部视网膜裂孔需行玻璃体切割术，出现眼部（如结膜炎）或全身感染（感冒等）者，不进入临床路径。

2. 黄斑裂孔性视网膜脱离，或同时合并黄斑裂孔者不进入临床路径。

3. 复发性、牵拉性或渗出性视网膜脱离者，不进入临床路径。

4. 伴严重玻璃体积血、脉络膜脱离、先天性脉络膜缺损、脉络膜脱离等眼部异常，不进入临床路径。

5. 出现严重手术并发症（脉络膜驱逐性出血，巩膜穿孔，严重玻璃体积血，眼内炎等），转入相应路径。

6. 需行全麻手术者不进入临床路径。

释义

■ 变异是指入选临床路径的患者未能按路径流程完成医疗行为或未达到预期的医疗质量控制目标。这包含三方面情况：①按路径流程完成治疗，但出现非预期结果，可能需要后续进一步处理。如出现脉络膜驱逐性出血等严重并发症；②按路径流程完成治疗，但超出了路径规定的时限或限定的费用。如实际住院日超出标准住院日要求，或未能在规定的手术日时间限定内实施手术等。对于这些患者，主管医师均应进行变异原因的分析，并在临床路径的表单中予以说明；③术中发现或发生其他情况需要改变术式为玻璃体切割术，如术中放液中玻璃体积血，严重者需要行玻璃体切割术。术中发现多个裂孔，巩膜扣带术不能复位视网膜者，也需要行玻璃体切割术等。

四、单纯性孔源性视网膜脱离临床路径给药方案

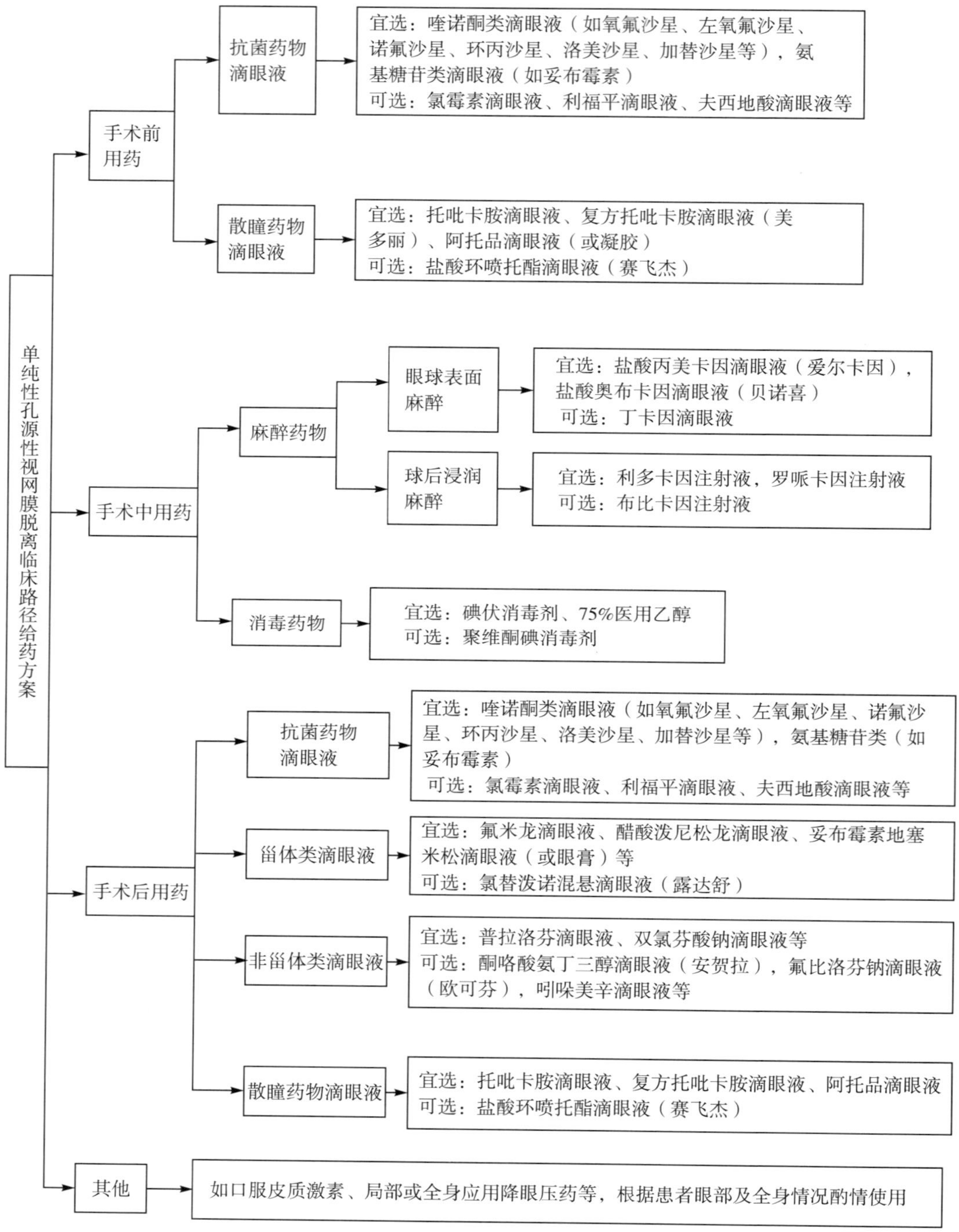

【用药选择】

1. 手术前应用广谱抗生素滴眼液1~3天，起到清洁结膜囊的作用。术前应用散瞳剂，方便眼底检查。部分患者对常见的散瞳剂过敏，表现为眼红、眼痒等，可以试用盐酸环喷托酯滴眼液。

2. 手术中除了眼睑周围皮肤消毒外，还要注意结膜囊的消毒，除了术前冲洗结膜囊外，结膜囊应用5%聚维酮碘消毒液可以起到有效的灭菌作用。

3. 手术后常规应用广谱抗生素、甾体或非甾体类滴眼液，起到预防感染、控制炎症反应的作用。术后应用散瞳剂，不但方便眼底检查，也可以起到活动瞳孔、抑制炎症反应的作用。酌情是否应用口服皮质激素。

4. 通常不需要静脉用药。

【药学提示】

1. 对于周边前房浅、晶状体膨隆等有青光眼素质的患者，或者既往有闭角型青光眼病史的患者，使用散瞳剂需要慎重，避免诱发青光眼急性发作。

2. 术后皮质激素滴眼液不宜长期使用，因有导致激素性青光眼的可能。

【注意事项】

孔源性视网膜脱离复位手术，为眼局部的手术，通常围术期眼局部点药即可，一般不需要静脉用抗生素等药物。

五、推荐表单

（一）医师表单

单纯性孔源性视网膜脱离临床路径医师表单

适用对象：**第一诊断为**单纯性孔源性视网膜脱离（ICD-10：H33.001）

行视网膜脱离复位巩膜扣带术（ICD-9-CM-3：14.4）

患者姓名：________性别：________年龄：________门诊号：________住院号：________

住院日期：_____年___月___日 出院日期：_____年___月___日 标准住院日：7~12 天

时间	住院第 1 天	住院第 2 天	住院第 3 天
主要诊疗工作	□ 询问病史及体格检查，包括裂隙灯、三面镜和间接检眼镜检查 □ 冲洗泪道 □ 完成病历书写 □ 开化验单 □ 初步确定手术方式和日期 □ 术眼抗菌药物滴眼液清洁结膜囊 □ 术眼滴散瞳剂	□ 上级医师查房 □ 完善术前检查和术前评估 □ 完成必要的相关科室会诊 □ 调整全身用药，控制血压、血糖等 □ 如有必要，完成相关检查，如眼底像、FFA、OCT、B 超等 □ 术眼抗菌药物滴眼剂清洁结膜囊 □ 术眼滴散瞳剂	□ 裂隙灯和间接检眼镜检查 □ 住院医师完成术前小结和术前讨论，上级医师查房记录等 □ 签署手术同意书、自费用品协议书 □ 抗菌药物滴眼剂清洁结膜囊 □ 术眼滴散瞳剂 □ 术前准备，如剪睫毛、冲洗结膜囊等
重点医嘱	**长期医嘱：** □ 眼科二级或三级护理常规 □ 饮食 □ 抗菌药物滴眼液 □ 散瞳剂 **临时医嘱：** □ 血、尿常规，血糖、肝肾功能，凝血功能，感染性疾病筛查 □ 心电图，X 线胸片	**长期医嘱：** □ 眼科二级或三级护理常规 □ 饮食 □ 抗菌药物滴眼液 □ 散瞳剂 **临时医嘱：** □ 眼底像，FFA（必要时） □ OCT（必要时） □ 眼 B 超（必要时）	**长期医嘱：** □ 眼科二级或三级护理常规 □ 饮食 □ 抗菌药物滴眼液 □ 散瞳剂 **临时医嘱：（术前 1 日）** □ 常规准备明日在局部麻醉下行视网膜脱离复位巩膜扣带术 □ 术前冲洗结膜囊、备皮 □ 术前 1 小时充分散瞳 □ 术前口服镇静药（必要时） □ 术前 1 小时肌注止血药（必要时）
病情变异记录	□ 无 □ 有，原因： 1. 2.	□ 无 □ 有，原因： 1. 2.	□ 无 □ 有，原因： 1. 2.
医师签名			

时间	住院第 2~4 天* （手术日）	住院第 3~5 天 （术后 1 日）
主要诊疗工作	□ 手术：有手术指征，无手术禁忌可手术治疗 □ 术者完成手术记录 □ 住院医师完成术后病程 □ 上级医师查房 □ 向患者及家属交代病情及术后注意事项	□ 上级医师查房 □ 患者有无疼痛等不适主诉 □ 视力、眼压 □ 裂隙灯和间接检眼镜检查结膜伤口、眼前节、视网膜等 □ 如眼压高或玻璃体混浊，进行相应的处理 □ 住院医师完成常规病历书写
重点医嘱	**长期医嘱：** □ 眼科术后二级护理常规 □ 饮食 □ 抗菌药物滴眼液 □ 皮质激素滴眼液 □ 散瞳剂 □ 口服皮质激素（必要时） **临时医嘱：** □ 甘露醇输液（必要时） □ 止痛片（必要时）	**长期医嘱：** □ 眼科术后二级护理常规 □ 饮食 □ 眼部换药每日 1 次 □ 皮质激素滴眼液 □ 抗菌药物滴眼液 □ 散瞳剂 □ 口服皮质激素（必要时） □ 局部降眼压滴眼液（必要时） **临时医嘱：** □ 眼压增高：甘露醇输液 □ 视网膜下液：甘露醇输液 □ 玻璃体混浊：碘剂 □ 炎症反应重：球侧或结膜下注射
病情变异记录	□ 无 □ 有，原因： 1. 2.	□ 无 □ 有，原因： 1. 2.
医师签名		

*注：如入院前已按要求完成部分术前检查，则手术前准备时间可适当缩短

时间	住院第 4~6 天 （术后 2~3 日）	住院第 7~12 天 （出院日）
主要诊疗工作	□ 上级医师查房 □ 患者有无疼痛等不适主诉 □ 视力、眼压 □ 裂隙灯和间接检眼镜检查结膜伤口、眼前节、视网膜等 □ 如眼压高或玻璃体混浊，则进行相应的处理 □ 住院医师完成常规病历书写	□ 上级医师查房 □ 裂隙灯和间接检眼镜检查 □ 注意视力、眼压、结膜伤口、眼前节、视网膜 □ 住院医师完成常规病历书写 □ 根据术后伤口、玻璃体腔、视网膜情况，并发症是否控制等决定术后出院时间 □ 完成出院志、病案首页、出院诊断证明书等病历材料 □ 向患者交代出院后的后续治疗及相关注意事项，如复诊时间等
重点医嘱	□ 同术后第 1 日	**长期医嘱：** □ 出院带药 ■ 抗菌药物滴眼液 ■ 皮质激素滴眼液 ■ 非甾体类抗炎滴眼液 ■ 散瞳剂 ■ 口服激素（必要时） □ 门诊随诊
病情变异记录	□ 无 □ 有，原因： 1. 2.	□ 无 □ 有，原因： 1. 2.
医师签名		

（二）护士表单

单纯性孔源性视网膜脱离临床路径护士表单

适用对象：第一诊断为单纯性孔源性视网膜脱离（ICD-10：H33.001）

行视网膜脱离复位巩膜扣带术（ICD-9-CM-3：14.4）

患者姓名：______性别：______年龄：______门诊号：______住院号：______

住院日期：____年___月___日　出院日期：____年___月___日　标准住院日：7~12 天

时间	住院第 1 天	住院第 2 天	住院第 3 天
健康宣教	□ 入院宣教 介绍主管医师、护士 介绍环境、设施 介绍住院注意事项	□ 疾病宣教 宣教疾病知识 主管护士与患者沟通，了解并指导心理应对	□ 术前宣教 术前准备及手术过程 告知准备物品、沐浴 告知术后饮食、活动及探视注意事项 告知术后可能出现的情况及应对方式 告知家属等候区位置
护理处置	□ 核对患者，佩戴腕带 □ 建立入院护理病历 □ 卫生处置：剪指（趾）甲、沐浴，更换病号服	□ 协助医师完成术前检查化验，协助完成眼科特殊检查，AB 超。如有必要，协助完成相关检查，如 FFA，OCT 等 □ 术前准备 剪眼毛、冲洗结膜囊	□ 卫生处置：洗头、沐浴
基础护理	□ 二级护理 晨晚间护理 患者安全管理	□ 二级护理 晨晚间护理 患者安全管理	□ 二级护理 晨晚间护理 患者安全管理
专科护理	□ 护理查体 □ 需要时，填写跌倒及压疮防范表 □ 需要时，请家属陪伴 □ 遵抗菌药物滴眼液点术眼（4 次/日） □ 心理护理	□ 遵医嘱完成相关检查 □ 遵抗菌药物滴眼液点术眼（4 次/日） □ 心理护理	□ 病情观察 □ 遵抗菌药物滴眼液点术眼（4 次/日） □ 心理护理
重点医嘱	□ 详见医嘱执行单	□ 详见医嘱执行单	□ 详见医嘱执行单
病情变异记录	□ 无　□ 有，原因： 1. 2.	□ 无　□ 有，原因： 1. 2.	□ 无　□ 有，原因： 1. 2.
护士签名			

时间	住院第2~4天 （手术日）	住院第3~5天 （术后1日）
健康宣教	□ 术后当日宣教 告知体位要求，俯卧位患者解释理由 告知饮食要求 告知疼痛注意事项 告知术后可能出现情况的应对方式 给予患者及家属心理支持 再次明确探视陪伴须知	□ 术后宣教 眼药作用及频率 饮食、体位活动指导 复查患者对术前宣教内容的掌握程度
护理处置	□ 送手术 摘除患者各种活动物品 核对患者资料及术中带药 填写手术交接单，签字确认 □ 接手术 核对患者及资料，签字确认	□ 协助完成眼部相关检查
基础护理	□ 二级护理 晨晚间护理 协助或指导活动 患者安全管理	□ 一级护理 晨晚间护理 协助或指导活动 患者安全管理
专科护理	□ 病情观察，观察术眼情况变化 □ 测量患者 TPR 变化 □ 术前遵医嘱给予散瞳药滴眼 □ 术后协助患者的正确体位 □ 心理护理	□ 病情观察，观察术眼情况变化 □ 协助患者正确体位 □ 遵医嘱眼药治疗 □ 心理护理
重点医嘱	□ 详见医嘱执行单	□ 详见医嘱执行单
病情变异记录	□ 无 □ 有，原因： 1. 2.	□ 无 □ 有，原因： 1. 2.
护士签名		

时间	住院第 4~6 天 （术后 2~3 日）	住院第 7~12 天 （出院日）
健康宣教	□ 术后宣教 药物作用及频率 饮食、活动指导 复查患者对术前宣教内容的掌握程度 疾病恢复期注意事项 拔尿管后注意事项 下床活动注意事项	□ 出院宣教 复查时间 眼药使用方法与频率 活动休息 指导饮食 指导办理出院手续
护理处置	□ 遵医嘱完成相关检查	□ 办理出院手续
基础护理	□ 二级护理 晨晚间护理 患者安全管理	□ 二级护理 晨晚间护理 患者安全管理
专科护理	□ 病情观察，观察术眼情况变化 □ 协助患者正确体位 □ 遵医嘱眼药治疗 □ 心理护理	□ 观察术眼情况 □ 遵医嘱眼药治疗 □ 心理护理
重点医嘱	□ 详见医嘱执行单	□ 详见医嘱执行单
病情变异记录	□ 无　□ 有，原因： 1. 2.	□ 无　□ 有，原因： 1. 2.
护士签名		

（三）患者表单

单纯性孔源性视网膜脱离临床路径患者表单

适用对象：**第一诊断为**单纯性孔源性视网膜脱离（ICD-10：H33.001）

行视网膜脱离复位巩膜扣带术（ICD-9-CM-3：14.4）

患者姓名：________性别：________年龄：________门诊号：________住院号：________

住院日期：_____年___月___日　出院日期：_____年___月___日　标准住院日：7~12 天

时间	住院第 1 天	住院第 2~3 天	住院第 2~4 天 （手术日）
医患配合	□ 配合询问病史、收集资料，请务必详细告知既往史、用药史、过敏史 □ 如服用抗凝剂，请明确告知 □ 配合进行体格检查 □ 有任何不适请告知医师	□ 配合完善术前相关检查、化验，如采血、留尿、心电图 □ 配合完善眼科特殊检查，AB 超。如有必要，协助完成相关检查，如 FFA、OCT 等 □ 医师与您及家属介绍病情及手术谈话、术前签字 □ 麻醉师与您进行术前访视	□ 配合评估手术效果 □ 有任何不适请告知医师
护患配合	□ 配合测量体温、脉搏、呼吸、血压、体重 1 次 □ 配合完成入院护理评估（简单询问病史、过敏史、用药史） □ 接受入院宣教（环境介绍、病室规定、订餐制度、贵重物品保管、病房探视陪住管理制度等） □ 有任何不适请告知护士	□ 配合测量体温、脉搏、呼吸、询问排便 1 次 □ 接受术前宣教 □ 自行沐浴，加强头部清洁，剪指甲，男患者剃须 □ 准备好必要用物，吸水管、纸巾等 □ 取下义齿、饰品等，贵重物品交家属保管	□ 清晨测量体温、脉搏、呼吸 □ 送手术室前，协助完成核对，带齐影像资料和术中带药 □ 返回病房后，协助完成核对，配合过病床，配合血压测量 □ 遵医嘱采取正确体位 □ 配合缓解疼痛 □ 有任何不适请告知护士
饮食	□ 正常普食	□ 正常普食	□ 正常普食
排泄	□ 正常排尿便	□ 正常排尿便	□ 正常排尿便
活动	□ 正常活动	□ 正常活动	□ 卧床休息后根据体位要求活动

时间	住院第 3~6 天 （术后 1~3 日）	住院第 7~12 天 （出院日）
医患配合	□ 配合检查眼部情况 □ 配合眼部伤口换药	□ 接受出院前指导 □ 知道复查程序 □ 获取出院诊断书 □ 预约复诊日期
护患配合	□ 配合定时测量体温、脉搏、呼吸、每日询问排便 □ 注意活动安全，避免坠床或跌倒 □ 配合执行探视及陪伴	□ 接受出院宣教 □ 办理出院手续 □ 获取出院带药 □ 知道眼药使用频率、方法和眼药保存注意事项 □ 知道特殊体位的时间 □ 知道复印病历方法
饮食	□ 正常普食	□ 正常普食
排泄	□ 正常排尿便 □ 避免便秘	□ 正常排尿便 □ 避免便秘
活动	□ 正常适度活动，避免疲劳	□ 正常适度活动，避免疲劳

附：原表单（2009 年版）

单纯性孔源性视网膜脱离临床路径表单

适用对象：**第一诊断为**单纯性孔源性视网膜脱离（ICD-10：H33.001）

行视网膜脱离复位巩膜扣带术（ICD-9-CM-3：14.4）

患者姓名：________性别：________年龄：________门诊号：________住院号：________

住院日期：_____年___月___日 出院日期：_____年___月___日 标准住院日：7~12 天

时间	住院第 1 天	住院第 2 天	住院第 3 天
主要诊疗工作	□ 询问病史及体格检查，包括裂隙灯、三面镜和间接检眼镜检查 □ 完成病历书写 □ 开化验单 □ 上级医师查房与术前评估 □ 初步确定手术方式和日期 □ 术眼抗菌药物滴眼液清洁结膜囊	□ 上级医师查房 □ 完善术前检查和术前评估 □ 术眼完成眼科特殊检查：AB 超 □ 如有必要，完成相关检查：如 FFA，OCT 等 □ 对侧眼检查并制订治疗方案 □ 裂隙灯和间接检眼镜检查 □ 术眼抗菌药物滴眼液清洁结膜囊	□ 完成必要的相关科室会诊 □ 调整全身用药，控制血压、血糖等 □ 裂隙灯和间接检眼镜检查 □ 住院医师完成术前小结和术前讨论，上级医师查房记录等 □ 签署手术同意书、自费用品协议书 □ 抗菌药物滴眼液清洁结膜囊
重点医嘱	**长期医嘱：** □ 眼科二级护理常规 □ 饮食 □ 抗菌药物滴眼液 □ 散瞳剂 **临时医嘱：** □ 血、尿常规，血糖、肝肾功能，凝血功能，感染性疾病筛查 □ 心电图，X 线胸片 □ 眼 A、B 超 □ 眼底像（必要时）	**长期医嘱：** □ 眼科二级护理常规 □ 饮食 □ 抗菌药物滴眼液 □ 散瞳剂 **临时医嘱：** □ FFA，OCT（必要时）	**长期医嘱：** 同第一日 **临时医嘱：（术前一日）** □ 常规准备明日在局麻下行视网膜脱离复位巩膜扣带术 □ 术前洗眼、备皮 □ 术前 1 小时充分散瞳 □ 术前口服镇静药 □ 术前 1 小时肌注止血药
主要护理工作	□ 病区环境及医护人员介绍 □ 医院相关制度介绍 □ 入院评估 □ 执行医嘱 □ 饮食宣教 □ 观察生命体征 □ 介绍相关治疗、检查、用药等护理中应注意的问题 □ 体位介绍 □ 完成护理记录单书写	□ 指导患者尽快适应病区环境 □ 按医嘱执行护理治疗 □ 介绍有关疾病的护理知识 □ 介绍相关治疗、检查、用药等护理中应注意的问题 □ 饮食宣教 □ 观察生命体征 □ 完成护理记录单书写	□ 按医嘱执行护理治疗 □ 饮食宣教 □ 观察生命体征 □ 健康宣教：术前、术中注意事项 □ 执行手术前医嘱 □ 完成术前护理记录单书写
病情变异记录	□ 无 □ 有，原因： 1. 2.	□ 无 □ 有，原因： 1. 2.	□ 无 □ 有，原因： 1. 2.
护士签名			
医师签名			

时间	住院第 2~4 天* （手术日）	住院第 3~5 天 （术后第 1 天）
主要诊疗工作	□ 手术：有手术指征，无手术禁忌可手术治疗 □ 术者完成手术记录 □ 住院医师完成术后病程 □ 上级医师查房 □ 向患者及家属交代病情及术后注意事项	□ 上级医师查房 □ 裂隙灯和间接检眼镜检查 □ 注意眼压，伤口，玻璃体、视网膜 □ 住院医师完成常规病历书写
重点医嘱	**长期医嘱：** □ 眼科术后二级护理常规 □ 饮食 □ 抗菌药物滴眼液 □ 皮质激素滴眼液 □ 散瞳剂	**长期医嘱：** □ 同术后当日 □ 眼部换药 qd **临时医嘱：** □ 如眼压高，应用降眼压药物 □ 如炎症反应重，结膜下注射皮质激素
主要护理工作	□ 健康宣教：术后注意事项 □ 执行术后医嘱 □ 完成手术当日护理记录单书写 □ 观察动态病情变化，执行医嘱 □ 介绍术后正确体位 □ 介绍相关治疗、检查、用药等护理中应注意的问题	□ 执行术后医嘱 □ 观察动态病情变化，执行医嘱 □ 健康宣教：手术后相关注意事项，介绍有关患者康复锻炼方法 □ 术后用药知识宣教 □ 监测患者生命体征变化、术眼情况变化 □ 完成术后第一日护理记录单
病情变异记录	□ 无　□ 有，原因： 1. 2.	□ 无　□ 有，原因： 1. 2.
护士签名		
医师签名		

*注：如入院前已按要求完成部分术前检查，则手术前准备时间可适当缩短

时间	住院第4~6天 （术后第2~3日）	住院第7~12天 （出院日）
主要诊疗工作	□ 上级医师查房 □ 裂隙灯和间接检眼镜检查 □ 注意眼压、伤口、玻璃体、视网膜 □ 住院医师完成常规病历书写 □ 如果眼压增高，或玻璃体混浊则进行相应处理	□ 上级医师查房 □ 裂隙灯和间接检眼镜检查 □ 注意眼压、伤口、玻璃体、视网膜 □ 住院医师完成常规病历书写 □ 根据术后伤口、玻璃体腔、视网膜情况，并发症是否控制等决定术后出院时间 □ 完成出院志、病案首页、出院诊断证明书等病历材料 □ 向患者交代出院后的后续治疗及相关注意事项，如复诊时间等
重点医嘱	**长期医嘱：** □ 同术后当日 □ 根据并发症情况予相应治疗 □ 眼压增高：噻吗洛尔，酒石酸溴莫尼定、醋甲唑胺 □ 玻璃体混浊：碘制剂 **临时医嘱：** □ 炎症反应：局部注射	**长期医嘱：** □ 出院带药 ■ 抗菌药物滴眼液 ■ 甾体类抗炎药 ■ 非甾体类抗炎药 ■ 散瞳剂 □ 门诊随诊
主要护理工作	□ 执行术后医嘱 □ 观察动态病情变化，执行医嘱 □ 健康宣教：手术后相关注意事项，介绍有关患者康复锻炼方法 □ 术后用药知识宣教 □ 监测患者生命体征变化、术眼情况变化 □ 完成术后护理记录单	□ 执行术后医嘱、出院医嘱 □ 观察动态病情变化，执行医嘱 □ 进行出院指导：生活指导、饮食指导、用药指导 □ 监测患者生命体征变化、术眼情况变化 □ 完成术后相关护理记录单
病情变异记录	□ 无 □ 有，原因： 1. 2.	□ 无 □ 有，原因： 1. 2.
护士签名		
医师签名		

第三章　共同性斜视临床路径释义

一、共同性斜视编码

疾病名称及编码：共同性斜视 H50. 0-H50. 4
会聚性共同性斜视（内斜视）H50. 0
散开性共同性斜视（外斜视）H50. 1
垂直斜视（上、下斜视）H50. 2
间歇性斜视（间歇性内、外斜视）H50. 3
共同性斜视 NOS（旋转斜视、微斜视）H50. 4

手术操作及编码：共同性斜视矫正术 15. 1-15. 5
一条眼外肌矫正术 15. 1，15. 2
两条或两条以上眼外肌矫正术 15. 3，15. 4
眼外肌移位术 15. 5

二、临床路径检索方法

H50. 0/H50. 1/H50. 2/H50. 3/H50. 4 伴 15. 1/15. 2/15. 3/15. 4/15. 5

三、共同性斜视临床路径标准住院流程

（一）适用对象

第一诊断为共同性斜视（ICD-10：H50. 0-H50. 4）。
行共同性斜视矫正术（ICD-9-CM-3：15. 1-15. 5）。

释义

■ 本路径适用对象为诊断为共同性斜视的患者包括部分调节性内斜视，是大脑中枢在形成双眼视觉反射过程中遇到障碍所导致的病变，而神经和肌肉正常，眼球各方向运动一致，第一、二斜视角相同。不包括 A-V 型斜视。大多数垂直斜视是非共同性斜视，有麻痹或限制因素，因此不能诊断为共同性斜视，不适用此路径。水平非共同性斜视，多有麻痹或限制因素，因此不能诊断为共同性斜视，不适用此路径。屈光调节性内斜视因不能手术治疗，不适用此路径。如有限制因素或神经支配异常等请参考其他临床路径。隐性斜视因不需手术治疗，不进入此路径。

（二）诊断依据

根据《临床诊疗指南·眼科学分册》（中华医学会编著，人民卫生出版社，2007）。
1. 发病年龄、病程特点。

2. 相关眼部检查：屈光状态检查；戴镜去调节之后，三棱镜遮盖法测量斜视度；眼球运动检查；双眼视功能检查等。

释义

■ 屈光状态检查：小儿及青少年应在睫状肌麻痹的状态下检影验光。12 岁以下儿童验光前必须用 1%阿托品眼膏涂眼，每日 3 次用 3~5 天，以麻痹睫状肌消除调节。戴镜去调节指的是戴镜去除调节因素对斜视角的影响，如部分调节性内视，首先应散瞳验光，然后全矫配镜，戴镜半年后剩余内斜度数再行手术矫治。12~40 岁的青少年和成人可选用 2%后马托品或 0.5%托品酰胺散瞳验光，待瞳孔恢复常态后，再进行复验，对于有屈光不正的应及时配镜。有条件者，麻痹睫状肌验光也可选用环戊酮。

■ 三棱镜遮盖法是斜视手术前后常用的测量斜视角度的方法，适合于能交替注视的患儿。让患儿分别注视 33cm 和 6m 的目标，部分调节性内斜视者需要分别检查戴镜和裸眼内斜视角度；间歇性外斜视需要检查单眼遮盖 30~60 分钟后外斜视角度，并注意检查注视远处（阳光下或窗外）的斜视度数的变化。单眼视力差不能注视者，则采用三棱镜角膜映光法(Krimsky)：嘱两眼注视 33cm 处光点，置三棱镜于注视前方，逐渐增加度数，并观察偏斜眼的角膜反光点。何时由颞侧或鼻侧移至中央，所得的三棱镜度数即为斜视度。

■ 双眼视功能：共同性斜视好发于婴幼儿，对患儿的主要影响是双眼视功能的破坏，表现为眼位不正（如内斜、外斜），眼球各个方向运动不受限制，斜视角不随注视眼及注视方向而改变。双眼视功能检查包括同视机检查、立体视功能检查、Bagolini 线状镜、Worth 四点灯检查屏等。双眼视功能检查并不是必查项目，但对患者术前双眼视功能和术后恢复情况的评估有帮助。

（三）治疗方案的选择

根据《临床技术操作规范·眼科学分册》（中华医学会编著，人民军医出版社，2006）。

1. 诊断明确。
2. 有弱视者先治疗弱视。
3. 内斜视患者远视性屈光不正全部矫正、戴镜 6~12 个月。
4. 共同性斜视的斜度≥15Δ。

释义

■ 首先排除麻痹性、限制性斜视等非共同性斜视。因部分患儿合并弱视，经过弱视治疗后，绝大多数患儿视力提高（6 岁前弱视治疗成功率可达 90%以上），相应的斜视度数也会发生改变，因此术前尽可能将弱视治疗至双眼均可注视视标，或双眼视力接近。大部分屈光性调节性内斜视患者由远视性屈光不正引起，通过戴镜矫正屈光不正可消除调节性因素，是非手术治疗的主要方法。部分调节性内斜视通过手术只解决非调节部分，调节部分仍需戴镜治疗。共同性斜视的斜度≤15Δ 的患者如有症状可采用三棱镜等治疗方式。

（四）标准住院日为≤5 天

释义

■ 标准住院日是推荐的最低要求，提倡缩短住院日。儿童需在全身麻醉下手术，需提前入院行术前准备及麻醉科会诊，通常手术日为入院第 2~3 天，如手术无严重并发症，术后恢复 1~3 天可予出院。成年患者全身情况良好者，可门诊手术治疗或日间 24 小时出院。

（五）进入临床路径标准

1. 第一诊断必须符合（ICD-10：H50. 0-H50. 4）共同性斜视疾病编码。

2. 当患者同时具有其他疾病诊断，但在住院期间不需要特殊处理也不影响第一诊断的临床路径流程实施时，可以进入临床路径。

释义

■ 本路径适用对象为临床诊断为共同性斜视的患者。如共同性斜视继发于其他眼病，建议先治疗原发病，不进入本路径；如原发病不能或难以治疗，仅为矫正眼位，也可进入本路径。合并全身疾病但住院期间不需要特殊处理，并且可耐受手术的患者，也可以进入本路径。

（六）术前准备（术前评估）1~2 天

必需的检查项目：

（1）血常规、尿常规。

（2）肝肾功能，凝血功能，感染性疾病筛查（乙肝、丙肝、艾滋病、梅毒等）。

（3）心电图、X 线胸片。

（4）检查视力、眼位、眼球运动、眼压、泪道。

（5）屈光检查：散瞳（显然）验光。

（6）主导眼、三棱镜检查、双眼视觉、眼外肌功能检查、Hess 屏等。

释义

■ 心电图、血常规、尿常规、凝血和生化检查、传染源筛查等是常规检查，每个进入路径的患者均需完成，肝肾功能，血糖、凝血功能、心电图、胸片主要是评估有无基础疾病，关系到围术期的特殊处理，可能会影响到住院时间、费用以及治疗预后。传染性疾病的筛查主要用于排除可能的传染源，如乙肝、丙肝、艾滋病、梅毒等。这些患者的手术操作需要特殊处理。为缩短患者术前等待时间，检查项目可以在患者入院前于门诊完成。

■ 术前准备常规检查眼压、泪道、眼前节及眼底；还需行视功能（远近视力、最佳矫正视力），眼位，眼球运动检查；眼外肌功能检查。同视机检查、立体视检查、Bagolini 线状镜、

Worth 四点灯及 Hess 屏检查可评估术前双眼视功能及术后的恢复情况，可选择性进行。其中，同视机检查和立体视检查临床上较常用。而最接近生理状态的双眼视功能评估手段是 Bagolini 线状镜。

■ 人类在视物时，双眼所起的作用常不同，其中一眼往往在一定程度上占优势，成为定位、引起融合的主要负担者，此眼称为主导眼。主导眼测定常采用卡片法。将中心带有直径 2. 5cm 小孔的边长 25cm 卡片放在眼前 15cm 处，通过小孔观察 3m 远处的 2. 5cm 的点。令患者闭左眼，如仍能看到视标，则主导是右眼。若看不到这点，则主导眼是左眼。

■ 测量斜视度采用三棱镜加交替遮盖法。如单眼或双眼视力差，不能注视视标，则采用角膜映光三棱镜估算斜视度数。

（七）预防性抗菌药物选择与使用时机

1. 按照《抗菌药物临床应用指导原则》（卫医发〔2004〕285 号）执行，根据患者病情合理使用抗菌药物。

2. 选用抗菌药物滴眼液，预防性用药时间可 1~3 天。

释义

■ 鉴于 2012 年 8 月 1 日起施行《抗菌药物临床应用管理办法》[卫生部（现国家卫生和计划生育委员会）令第 84 号]，路径中抗生素使用应按照新的管理规范执行，路径均不再全身（口服、静脉注射或肌内注射）使用抗生素，原则上以局部使用抗生素预防感染为主。

（八）手术日为入院第 2~3 天

1. 麻醉方式：局部麻醉或全身麻醉。

2. 眼内植入物：无。

3. 术中用耗品：缝线。

释义

■ 麻醉方式包括局部麻醉和全身麻醉，儿童或者不能耐受局部麻醉手术的成人患者可采用全身麻醉，也可行局部麻醉联合神经安定镇痛治疗。此类手术为外眼手术，不使用眼内植入物。缝线为术中唯一耗品，用以缝合肌肉及结膜。

（九）术后住院恢复 2 天

1. 术后需要复查的项目：视力，眼位、眼球运动，前节。

2. 术后用药：氨基苷类或喹诺酮滴眼液。

3. 抗菌药物：按照《抗菌药物临床应用指导原则》（卫医发〔2004〕285 号）执行，结合患者病情合理使用抗菌药物，用药时间为1~2天。

释义

■ 眼位、眼球运动、视力、前节检查是术后评价手术效果的主要指标。参见第七条释义。术后常规使用局部抗菌药物，儿童多用氨基糖苷类滴眼剂。通常还使用非甾体类抗炎药或皮质激素滴眼剂，以减轻术后炎症、水肿。

（十）出院标准

1. 手术后效果较好，病情稳定。
2. 伤口愈合好，伤口对合齐，缝线在位，伤口无感染征象。
3. 没有需要住院处理的并发症和（或）合并症。

释义

■ 手术后眼位基本矫正，伤口无感染，无严重并发症或合并症的患者，可以考虑出院。出院后继续使用抗生素滴眼剂或合并使用皮质激素滴眼剂，需定期随访，根据恢复情况及时调整用药。

（十一）变异及原因分析

1. 术前化验检查异常，需要复查相关检查，导致住院时间延长。
2. 术中发现眼外肌附着点位置异常及其他解剖异常，或出现严重手术并发症（眼球穿孔、肌肉滑脱等），导致住院时间延长。
3. 术后炎症反应或并发症（伤口愈合不良等）需要进一步处理，导致住院时间延长。

释义

■ 住院后患者出现特殊情况，如感冒、发热等不宜手术的疾病，需要等病情好转后才可手术治疗。

■ 在固定肌肉时，缝线意外穿通眼球壁，可能造成视网膜裂孔以及出血，这种情况需行巩膜外冷冻术或眼底激光光凝术封闭视网膜裂孔。手术中因为肌肉固定不牢固，术后再次出现异常眼位，可能系肌肉滑脱所致，需再次手术治疗。

■ 如手术创伤严重、感染，或出现结膜伤口裂开、患者对药物或缝线过敏，致组织水肿严重等情况，可能需要住院观察，导致住院时间延长。

四、共同性斜视临床路径给药方案

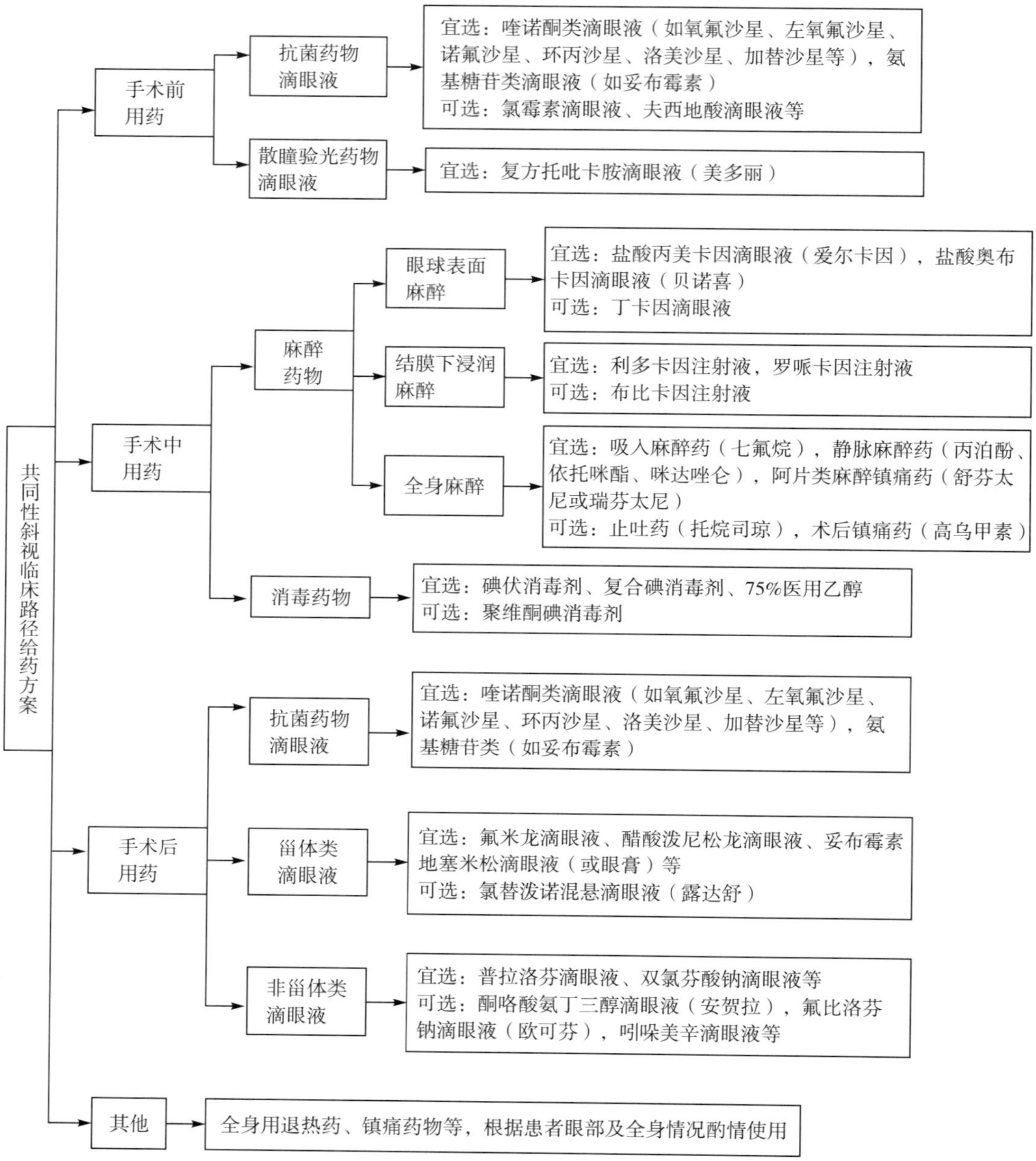

【用药选择】

1. 手术前应用广谱抗生素滴眼液 1～3 天，起到清洁结膜囊的作用。术前检影验光，评估患者屈光状态及视力情况，部分患者对常见的散瞳剂过敏，表现为眼红、眼痒等，可以试用盐酸环喷托酯滴眼液。小儿及青少年应在睫状肌麻痹的状态下检影验光。为便于住院后进行检查，也可在入院前完成屈光状态检查。

2. 手术中除了眼睑周围皮肤消毒外，还要注意结膜囊的消毒，除了术前冲洗结膜囊外，结膜囊应用 5%聚维酮碘消毒液可以起到有效的灭菌作用。

3. 手术后常规应用广谱抗生素、甾体及非甾体类滴眼液，起到预防感染、控制炎症反应的作用。

4. 儿童在局部麻醉下多不能配合手术，考虑全身麻醉下手术；成人在局部麻醉下行手术，牵拉眼外肌时患者明显不适感，可静脉应用神经安定镇痛药物。

5. 全身麻醉术后，部分患者会出现发热、呕吐等不适症状，予退热、止吐等对症处理。

【药学提示】

术后皮质激素类滴眼液不宜长期使用，因有导致激素性青光眼的可能，使用前后需监测眼压变化。

【注意事项】

斜视矫正手术为眼局部的手术，通常围术期眼局部点药即可，一般不需要静脉使用抗生素等药物。

五、推荐表单

（一）医师表单

共同性斜视临床路径医师表单

适用对象：第一诊断为共同性斜视（ICD-10：H50.0-H50.4）
行共同性斜视矫正术（ICD-9-CM-3：15.1-15.5）

患者姓名：________性别：________年龄：________门诊号：________住院号：________

住院日期：_____年___月___日　出院日期：_____年___月___日　标准住院日：≤5 天

时间	住院第 1 天	住院第 1~2 天
主要诊疗工作	□ 询问病史与体格检查，包括裂隙灯、眼底及斜视专科检查 □ 完成首次病程记录 □ 完成病历书写 □ 开化验单 □ 上级医师查房 □ 初步确定手术方式和日期	□ 上级医师查房与手术前评估 □ 向患者及其家属交代围术期注意事项 □ 继续完善术前检查和专科特殊检查，术前评估 □ 进一步鉴别诊断，除外 A-V 征、垂直斜视以及其他非共同性斜视 □ 根据检查结果，进行术前讨论，确定手术方案 □ 住院医师完成术前小结和术前讨论，上级医师查房记录等病历书写 □ 签署手术知情同意书
重点医嘱	**长期医嘱：** □ 眼科二级或三级护理 □ 饮食 □ 抗菌药物滴眼液点术眼 4 次/日 □ 未成年人需陪住一人 **临时医嘱：** □ 血、尿常规，肝肾功能，感染性疾病筛查，凝血功能 □ 心电图、胸片 □ 眼科特殊检查：主导眼、三棱镜遮盖法检查原在位及各个诊断眼位上的斜视度、同视机检查、双眼视觉检查、立体视觉检查、眼外肌功能检查、眼底照相等	**长期医嘱：** □ 眼科二级或三级护理 □ 饮食 □ 抗菌药物滴眼液点术眼 4 次/日 □ 未成年人需陪住一人 **临时医嘱：** □ 拟明日在局部麻醉或全身麻醉下行左/右眼“共同性斜视矫正术” □ 备皮、洗眼 □ 全身麻醉患者术前禁食水 □ 局部麻醉+镇静或止痛药（必要时）
病情变异记录	□ 无　□ 有，原因： 1. 2.	□ 无　□ 有，原因： 1. 2.
医师签名		

时间	住院第 2~3 天 （手术日）	住院第 3~4 天 （术后第 1 天）	住院第 4~5 天 （术后第 2 天，出院日）
主要诊疗工作	□ 手术前再次确认患者姓名、性别、年龄和准备手术的眼睛、手术方案 □ 手术：有手术适应证，无手术禁忌 □ 完成手术记录 □ 完成手术日病程记录 □ 向患者及其家属交代手术后注意事项	□ 检查患者，注意眼位、伤口、眼球运动、前节等情况，注意观察体温、血压等全身情况 □ 上级医师查房，确定有无手术并发症 □ 为患者换药 □ 完成术后病程记录 □ 向患者及家属交代术后恢复情况	□ 上级医师查房，进行手术及伤口评估，确定有无手术并发症和伤口愈合不良情况，确定今日出院 □ 完成出院记录等 □ 通知出院处 □ 通知患者及其家属出院 □ 向患者交代出院后注意事项 □ 预约复诊日期 □ 将出院记录副本及诊断证明交给患者
重点医嘱	**长期医嘱：** □ 眼科一级或二级护理 □ 饮食 □ 抗菌药物滴眼剂 □ 非甾体类抗炎药 □ 甾体类抗炎药 □ 口服抗菌药物 □ 未成年人需陪住一人 **临时医嘱：** □ 根据病情需要下达	**长期医嘱：** □ 眼科二级护理 □ 抗菌药物滴眼液 4 次/日 □ 甾体类抗炎药 □ 非甾体类抗炎药 □ 口服抗菌药物 **临时医嘱：** □ 换药、镇吐等，根据病情需要下达	**长期医嘱：** □ 眼科二级护理 □ 抗菌药物滴眼液 4 次/日 □ 甾体类抗炎药 □ 非甾体类抗炎药 □ 口服抗菌药物 **临时医嘱：** □ 今日出院 □ 出院用药：抗菌药物滴眼剂 4 次/日，持续 2~3 周
病情变异记录	□ 无　□ 有，原因： 1. 2.	□ 无　□ 有，原因： 1. 2.	□ 无　□ 有，原因： 1. 2.
医师签名			

（二）护士表单

共同性斜视临床路径护士表单

适用对象：**第一诊断为**共同性斜视（ICD-10：H50.0-H50.4）
行共同性斜视矫正术（ICD-9-CM-3：15.1-15.5）

患者姓名：________性别：________年龄：________门诊号：________住院号：________

住院日期：_____年___月___日 出院日期：_____年___月___日 标准住院日：≤5 天

时间	住院第 1 天	住院第 1~2 天	住院第 2~3 天（手术当天）
健康宣教	□ 入院宣教 介绍主管医师、护士 介绍环境、设施 介绍住院注意事项	□ 术前宣教 宣教疾病知识、术前准备及手术过程 告知准备物品、沐浴 告知术后饮食、活动及探视注意事项 告知术后可能出现的情况及应对方式 主管护士与患者沟通，了解并指导心理应对 告知家属等候区位置	□ 术后当日宣教 告知术后注意事项 告知术后饮食、活动及探视注意事项 告知术后可能出现情况的应对方式 给予患者及家属心理支持 再次明确探视陪伴须知
护理处置	□ 核对患者，佩戴腕带 □ 建立入院护理病历 □ 卫生处置：剪指（趾）甲、沐浴，更换病号服 □ 未成年人需陪住一人	□ 协助医生完成术前检查化验 □ 术前准备 未成年者禁食、禁水 冲洗结膜囊 卫生处置：洗头、沐浴	□ 送手术 摘除患者各种活动物品 核对患者资料及带药 填写手术交接单，签字确认 □ 接手术 核对患者及资料，签字确认
基础护理	□ 三级护理 晨晚间护理 患者安全管理	□ 三级护理 晨晚间护理 患者安全管理	□ 二级护理 晨晚间护理 患者安全管理
专科护理	□ 护理查体 □ 需要时，填写跌倒及压疮防范表 □ 需要时，请家属陪伴 □ 遵抗菌药物滴眼液点术眼（4 次/日） □ 心理护理	□ 协助完成相关检查 □ 遵抗菌药物滴眼液点术眼（4 次/日） □ 心理护理	□ 病情观察，观察术眼情况变化 □ 测量患者 TPR 变化 □ 全身麻醉患者遵医嘱予静脉补液 □ 心理护理
重点医嘱	□ 详见医嘱执行单	□ 详见医嘱执行单	□ 详见医嘱执行单
病情变异记录	□ 无 □ 有，原因： 1. 2.	□ 无 □ 有，原因： 1. 2.	□ 无 □ 有，原因： 1. 2.
护士签名			

时间	住院第 3~4 天 （术后第 1~2 天）	住院第 4~5 天 （出院日）
健康宣教	□ 术后宣教 眼药作用及频率 饮食、活动指导 复查患者对术前宣教内容的掌握程度	□ 出院宣教 复查时间 眼药使用方法与频率 活动休息 指导饮食 指导办理出院手续
护理处置	□ 协助完成相关检查	□ 办理出院手续
基础护理	□ 二级护理 晨晚间护理 患者安全管理	□ 二级护理 晨晚间护理 患者安全管理
专科护理	□ 病情观察，观察术眼情况变化 □ 遵医嘱眼药治疗 □ 心理护理	□ 病情观察 □ 遵医嘱眼药治疗 □ 心理护理
重点医嘱	□ 详见医嘱执行单	□ 详见医嘱执行单
病情变异记录	□ 无　□ 有，原因： 1. 2.	□ 无　□ 有，原因： 1. 2.
护士签名		

（三）患者表单

共同性斜视临床路径患者表单

适用对象：第一诊断为共同性斜视（ICD-10：H50.0-H50.4）
行共同性斜视矫正术（ICD-9-CM-3：15.1-15.5）

患者姓名：________性别：________年龄：________门诊号：________住院号：________

住院日期：_____年___月___日　出院日期：_____年___月___日　标准住院日：≤5天

时间	入　院	手术前	手术当天
医患配合	□ 配合询问病史、收集资料，请务必详细告知既往史、用药史、过敏史 □ 如服用抗凝剂，请明确告知 □ 配合进行体格检查 □ 有任何不适请告知医师	□ 配合完善术前相关检查、化验，如采血、留尿、心电图、胸片、眼科特殊检查（主导眼、三棱镜遮盖法检查原在位及各个诊断眼位上的斜视度、双眼视觉检查、同视机检查、立体视觉检查、眼外肌功能检查等） □ 医生与您及家属介绍病情及手术谈话、术前签字 □ 麻醉师与您进行术前访视	□ 配合评估手术效果 □ 有任何不适请告知医生
护患配合	□ 配合测量体温、脉搏、呼吸、血压、体重1次 □ 配合完成入院护理评估（简单询问病史、过敏史、用药史） □ 接受入院宣教（环境介绍、病室规定、订餐制度、贵重物品保管等） □ 有任何不适请告知护士	□ 配合测量体温、脉搏、呼吸，询问排便1次 □ 接受术前宣教 □ 自行沐浴，加强头部清洁，剪指甲 □ 准备好必要用物，吸水管 □ 取下义齿、饰品等，贵重物品交家属保管	□ 清晨测量体温、脉搏、呼吸，送手术室前，协助完成核对，带齐影像资料和术中带药 □ 返回病房后，协助完成核对，配合过病床，配合血压测量 □ 配合检查意识 □ 配合术后输液 □ 遵医嘱采取正确体位 □ 配合缓解疼痛 □ 有任何不适请告知护士
饮食	□ 正常普食	□ 全身麻醉者术前12小时禁食、禁水 □ 局部麻醉+镇静（必要时）可正常饮食	□ 全身麻醉者麻醉清醒前禁食、禁水 □ 全身麻醉者麻醉清醒后，根据医嘱试饮水，无恶心呕吐进少量流食
排泄	□ 正常排尿便	□ 正常排尿便	□ 正常排尿便
活动	□ 正常活动	□ 正常活动	□ 全身麻醉完全清醒后可正常活动

时间	手术后	出　院
医患配合	□ 配合检查眼部情况 □ 配合眼部伤口换药	□ 接受出院前指导 □ 知道复查程序 □ 获取出院诊断书 □ 预约复诊日期
护患配合	□ 配合定时测量体温、脉搏、呼吸、每日询问排便 □ 注意活动安全，避免坠床或跌倒 □ 配合执行探视及陪伴	□ 接受出院宣教 □ 办理出院手续 □ 获取出院带药 □ 知道眼药使用频率、方法和眼药保存注意事项 □ 知道复印病历方法
饮食	□ 正常普食	□ 正常普食
排泄	□ 正常排尿便 □ 避免便秘	□ 正常排尿便 □ 避免便秘
活动	□ 正常活动	□ 正常活动

附：原表单（2009 年版）

共同性斜视临床路径表单

适用对象：**第一诊断为**共同性斜视（ICD-10：H50.0-H50.4）

行共同性斜视矫正术（ICD-9-CM-3：15.1-15.5）

患者姓名：________性别：________年龄：________门诊号：________住院号：________

住院日期：_____年___月___日 出院日期：_____年___月___日 标准住院日：≤5 天

时间	住院第 1 天	住院第 1~2 天
主要诊疗工作	□ 询问病史与体格检查 □ 完成首次病程记录 □ 完成病历书写 □ 开化验单 □ 上级医师查房 □ 初步确定手术方式和日期	□ 上级医师查房与手术前评估 □ 向患者及其家属交代围术期注意事项 □ 继续完成眼科特殊检查 □ 进一步鉴别诊断，除外 A-V 征、垂直斜视以及其他非共同性斜视 □ 根据检查结果，进行术前讨论，确定手术方案 □ 住院医师完成术前小结和术前讨论，上级医师查房记录等病历书写 □ 签署手术知情同意书
重点医嘱	**长期医嘱：** □ 眼科二/三级护理 □ 饮食 □ 抗菌药物滴眼液点术眼 qid □ 未成年人需陪住一人 **临时医嘱：** □ 血、尿常规，肝肾功能，感染性疾病筛查，凝血功能 □ 心电图、X 线胸片 □ 眼科特殊检查：主导眼、三棱镜遮盖法检查原在位及各个诊断眼位上的斜视度、双眼视觉检查、立体视觉检查、眼外肌功能检查等	**长期医嘱：** □ 眼科二/三级护理 □ 饮食 □ 抗菌药物滴眼液点术眼 qid □ 未成年人需陪住一人 **临时医嘱：** □ 拟明日在局麻或全身麻醉下行左/右眼“共同性斜视矫正术” □ 备皮、洗眼 □ 全麻患者术前禁食水 □ 局麻+镇静（必要时）
主要护理工作	□ 病区环境及医护人员介绍 □ 入院护理评估 □ 医院相关制度介绍 □ 执行医嘱 □ 饮食宣教、生命体征监测 □ 介绍相关治疗、检查、用药等护理中应注意的问题 □ 完成护理记录单书写	□ 手术前物品准备、心理护理 □ 手术前准备（沐浴、更衣） □ 按医嘱执行护理治疗 □ 介绍有关疾病的护理知识 □ 介绍相关治疗、检查、用药等护理中应注意的问题 □ 健康宣教：术前术中注意事项 □ 完成术前护理记录单书写 □ 提醒患者禁食水
病情变异记录	□ 无 □ 有，原因： 1. 2.	□ 无 □ 有，原因： 1. 2.
护士签名		
医师签名		

时间	住院第 2~3 天 （手术日）	住院第 3~4 天 （术后第 1 天）	住院第 4~5 天 （术后第 2 天，出院日）
主要诊疗工作	□ 手术前再次确认患者姓名、性别、年龄和准备手术的眼睛、手术方案 □ 手术 □ 完成手术记录 □ 完成手术日病程记录 □ 向患者及其家属交待手术后注意事项	□ 检查患者，注意眼位、伤口、眼球运动、前节等情况，注意观察体温、血压等全身情况 □ 上级医师查房，确定有无手术并发症 □ 为患者换药 □ 完成术后病程记录 □ 向患者及家属交代术后恢复情况	□ 上级医师查房，进行手术及伤口评估，确定有无手术并发症和伤口愈合不良情况，确定今日出院 □ 完成出院记录等 □ 通知出院处 □ 通知患者及其家属出院 □ 向患者交代出院后注意事项 □ 预约复诊日期 □ 将出院记录副本及诊断证明交给患者
重点医嘱	**长期医嘱：** □ 眼科一级或二级护理 □ 饮食 □ 抗菌药物滴眼液 □ 非甾体类抗炎滴眼液 □ 口服抗菌药物 □ 未成年人需陪住一人 **临时医嘱：** □ 根据病情需要下达	**长期医嘱：** □ 眼科二级护理 □ 抗菌药物滴眼液 qid □ 口服抗菌药物 **临时医嘱：** □ 换药、止吐等，根据病情需要下达	**长期医嘱：** □ 眼科二级护理 □ 抗菌药物滴眼液 qid □ 口服抗菌药物 **临时医嘱：** □ 今日出院 □ 出院用药：抗菌药物滴眼液 4 次/日，持续 2~3 周
主要护理工作	□ 健康宣教：术后注意事项 □ 术后心理与生活护理 □ 执行术后医嘱 □ 完成手术当日护理记录单 □ 观察动态病情变化，及时与医生沟通，执行医嘱 □ 介绍相关治疗、检查、用药等护理中注意的问题	□ 执行术后医嘱 □ 健康宣教：手术后相关注意事项 □ 介绍有关患者康复锻炼方法 □ 术后用药知识宣教 □ 监测患者生命体征变化、术眼情况变化 □ 术后心理与生活护理 □ 完成术后第一日护理记录单	□ 执行术后医嘱、出院医嘱 □ 出院宣教：生活指导、饮食指导、用药指导 □ 协助患者办理出院手续、交费等事项 □ 完成术后第二日及出院护理记录单
病情变异记录	□ 无　□ 有，原因： 1. 2.	□ 无　□ 有，原因： 1. 2.	□ 无　□ 有，原因： 1. 2.
护士签名			
医师签名			

第四章 上睑下垂临床路径释义

一、上睑下垂编码

疾病名称及编码：先天性上睑下垂 Q10.0

手术操作及编码：上睑下垂矫正术 08.31/08.32/08.33/08.34/08.35/08.36

二、临床路径检索方法

Q10.0 伴 08.31/08.32/08.33/08.34/08.35/08.36

注：进入本路径为临床诊断为先天性上睑下垂的患者，故删除其他上睑下垂的编码 H02.4，此路径上睑下垂矫正术不包括上睑下垂矫正过度复位术 08.37，睑退缩矫正术 08.38。

三、上睑下垂临床路径标准住院流程

（一）适用对象

第一诊断为上睑下垂（ICD-10：H02.4，Q10.10）。

行上睑下垂矫正术（ICD-9-CM-3：08.3）。

释义

■ 使用对象编码参见第一部分。

■ 本路径适用对象为临床诊断为先天性上睑下垂的患者，不包括动眼眼神经麻痹的引起上睑下垂和术后复发的上睑下垂，也不包括因外伤及其他疾病所引起的上睑下垂。

（二）诊断依据

根据《临床诊疗指南·眼科学分册》（中华医学会编著，人民卫生出版社，2007），《眼科临床指南（PPP）》（美国眼科学会编）。

1. 患者自出生后双眼或单眼上睑睑缘遮盖角膜 2mm 以上，上睑部分或全部不能提起，伴有耸眉、下颌上抬、仰头视物等特殊面容；单眼上睑下垂遮盖瞳孔，存在弱视的可能性。

2. 提上睑肌肌力测量小于 12mm、额肌功能良好、Bell 征阳性、眼位及眼球运动无异常。

释义

■正常人在无额肌参与情况下双眼向正前方平视时，上睑覆盖上方角膜约 1.5~2mm。上睑下垂患者由于上睑部分或全部不能提起，为了视物，往往伴有仰首下视、耸肩、下颌上抬等特殊面容；严重的单眼上睑下垂如果遮盖瞳孔，存在弱视的可能性较大。

■ 根据提上睑肌力大小，将上睑下垂分为轻度、中度和重度并选择相应术式。

■ 同时伴有动眼神经麻痹或其他眼外肌（尤其上直肌多见）发育不良的患儿可出现 Bell 征减弱或消失，眼位及眼球运动障碍。

3. 鉴别诊断

（1）神经系统疾病、其他眼部或全身性疾病所致的获得性上睑下垂。

（2）Marcus-Gunn 综合征。

释义

■ Marcus-Gunn 综合征所引起的上睑下垂是一类特殊的上睑下垂，累及单眼，特征是静止时一侧眼睑下垂，当咀嚼、张口或下颌朝向对侧移动时，下垂的上睑突然上提，甚至超过健侧高度。

■ 睑裂狭小综合征是以独特的先天性眼睑异常为特征的眼部疾病，该病可以散发，也可以由常染色体显性遗传引起，其典型表现包括睑裂狭小、上睑下垂、逆向型内眦赘皮和内眦间距增宽。

（三）治疗方案的选择

根据《临床技术操作规范·眼科学分册》（中华医学会编著，人民军医出版社，2006）和《眼科手术学·理论与实践》（谢立信主编，人民卫生出版社，2004）。

1. 先天性上睑下垂以手术治疗为主。如果遮盖瞳孔，特别是单眼患儿，为避免弱视应尽早手术。

2. 神经系统疾病、其他眼部或全身性疾病所致的获得性上睑下垂应先进行病因治疗或药物治疗，如无效时再考虑手术治疗。

3. 先天性动眼神经麻痹应先施行斜视矫正术，术后眼位正位、Bell 征阳性者再行上睑下垂手术。

4. 根据患者病情选择手术方式：包括提上睑肌缩短术、额肌瓣悬吊术、阔筋膜或硅胶悬吊术、Müller 肌缩短术和提上睑肌腱膜修补术等。

释义

■ 建议增加参考书目《眼整形外科学》（范先群主编，北京科学技术出版社，2009）。

■ 先天性上睑下垂的手术时机一般 3~5 岁为宜，轻度上睑下垂可考虑推迟手术；而严重上睑下垂尤其是单眼上睑下垂的患者，为了避免弱视的形成可考虑 2 岁左右进行手术；部分患儿因上睑下垂导致头向后伸仰，可导致脊柱后弯等严重并发症，应尽早手术。如果明确诊断弱视，应尽早手术。

■ 手术方式的选择和手术量的设计应根据患者提上睑肌的肌力、Bell 现象、患者眼球运动情况、患者眼表状况综合考虑。对于提上睑肌肌力较好的患者尽量选择提上睑肌缩短术或提上睑肌腱膜修补术；对于 Bell 征阴性、眼球上转受限或眼表状态不良的患者，选择手术治疗要极其慎重，手术矫正量要保守，术后密切观察，防止暴露性角膜炎的发生。睑裂狭小综合征的患者，手术矫正通常分两次完成，先做内外眦成形术，再做上睑下垂矫正术。两次手术间隔时间应不少于6个月。

（四）标准住院日为 5~7 天

释义

■ 标准住院日为推荐的最低标准，提倡缩短住院日。一般标准住院日为 4~5 天。对于成人或配合较好的青少年患者考虑门诊手术。不合作的儿童及需要全身麻醉手术的患者需要住院手术。

（五）进入临床路径标准

1. 第一诊断必须符合 ICD-10：H02.4，Q10.10 上睑下垂疾病编码。

2. 当患者同时具有其他疾病诊断，但在住院期间不需要特殊处理、不影响第一诊断的临床路径流程实施时，可以进入临床路径。

释义

■ 第一诊断为先天性上睑下垂的患者，不包括动眼神经麻痹引起的上睑下垂和术后复发的上睑下垂，也不包括因外伤及其他疾病所引起的上睑下垂，如重症肌无力、Macus-Gunn 综合征、睑裂狭小综合征、Horner 综合征、神经纤维瘤病等，可以进入临床路径。

■ 患者同时伴有斜视、弱视、内眦赘皮等，或者其他疾患，而不影响手术、麻醉，也不需要特殊处理、不影响第一诊断的临床路径流程实施时，可以进入临床路径。

（六）术前准备（术前评估）1~2 天

1. 必需的检查项目

（1）血常规、尿常规。

（2）肝肾功能，凝血功能，感染性疾病筛查（乙肝、丙肝、艾滋病、梅毒等）。

（3）心电图、X 线胸片（全麻患儿）。

2. 眼部专科检查

（1）检查视力和矫正视力。

（2）检查提上睑肌肌力和上睑下垂量。

（3）检查上直肌和下斜肌等眼外肌功能。

（4）检查有无 Bell 现象和上睑迟滞现象。

（5）检查有无 Macus Gunn 现象，必要时进行新斯的明试验。

3. 根据患者病情可选择超声心动图等。

释义

■ 常规眼前节和眼底检查；检查额肌肌力；检查所有眼外肌，尤其是上直肌和下斜肌的功能；检查有无倒睫、Bell 现象和上睑迟滞现象；检查有无咀嚼、张口，或下颌向健侧运动时，患侧上睑上提现象。必要时进行新斯的明试验排除重症肌无力。术前、术后常规照相。

（七）预防性抗菌药物选择与使用时机

1. 按照《抗菌药物临床应用指导原则》（卫医发〔2004〕285 号）执行，结合患者病情合理使用抗菌药物。

2. 选用喹诺酮类或妥布霉素（儿童）类滴眼液，预防性用药时间为 1~3 天。

释义

■ 不需要口服、肌内注射或静脉滴注抗生素药物。可选用喹诺酮类或妥布霉素（儿童）类滴眼液，预防性用药时间为 1 天。

■ 鉴于 2012 年 8 月 1 日起施行《抗菌药物临床应用管理办法》［卫生部（现国家卫生和计划生育委员会）令 84 号］，路径中抗生素使用应按照新的管理规范执行，本路径均不再全身（口服、静脉注射或肌内注射）使用抗生素，原则上以局部使用抗生素预防感染。术前可以预防使用局部抗菌药物，儿童多使用氨基糖苷类滴眼剂，预防性用药时间可 1 天。

（八）手术日为入院第 2~3 天

1. 麻醉方式：局部麻醉或全身麻醉（儿童）。

2. 手术内固定物：无。

3. 术中用药：麻醉常规用药。

（九）术后住院恢复 3~4 天

1. 必须复查的检查项目

（1）角膜上皮、上睑、结膜情况。

（2）缝线位置、切口对合情况。

（3）眼球运动情况和 Bell 现象。

2. 术后用药：一般不需用药，抵抗力较差患者可酌情使用头孢类或喹诺酮类抗菌药物，用药时间为 1~2 天。

释义

■ 术后住院恢复2~3天。可根据患儿病情适当调整术后住院时间。如病情轻微，术后眼睑闭合良好可提前出院；如果患儿出现暴露性角膜炎，则需要延长住院观察时间。

■ 必需的检查项目还包括睁眼时上睑缘的位置、眼睑闭合情况、角膜暴露情况及有无倒睫情况。

■ 术后一般不需要全身使用抗生素，特殊情况如轻微感冒等，可酌情使用头孢类或喹诺酮类抗菌药物，用药时间为1~2天。根据患者术后睑裂闭合情况给予人工泪液、眼膏或眼用凝胶保护角膜和结膜，尤其是晚上睡眠时，对于眼睑闭合不全的患者，应使用眼膏涂满角膜，避免发生暴露性角膜炎。术后抗生素使用参考第七条释义。如果出现暴露性角膜症状或体征，可以同时使用绷带式角膜接触镜、抗生素滴眼液以及促进角膜修复等药物。

（十）出院标准

1. 伤口愈合好，无活动性出血及感染征象。
2. 没有需要住院处理的并发症和（或）合并症。

释义

■ 需要住院处理的并发症和（或）合并症包括：暴露性角膜炎、严重结膜脱垂、手术切口感染、严重倒睫、严重血肿等。

（十一）变异及原因分析

1. 术前化验检查异常，需要复查相关检查，导致住院时间延长。
2. 有影响手术的合并症，如矫正不足、矫正过度、上睑内翻倒睫、暴露性角膜炎、结膜脱垂和眉额区血肿等，需要进行相关的诊断和治疗，导致住院时间延长、费用增加。

释义

■ 住院后患者出现特殊情况，如感冒、发热等不宜手术，需要等病情好转后才可手术，导致住院时间延长或出院观察。

■ 上睑下垂术后出现暴露性角膜炎、严重结膜脱垂、严重的内翻倒睫及严重的血肿，需再次手术，导致住院时间延长。

四、上睑下垂临床路径给药方案

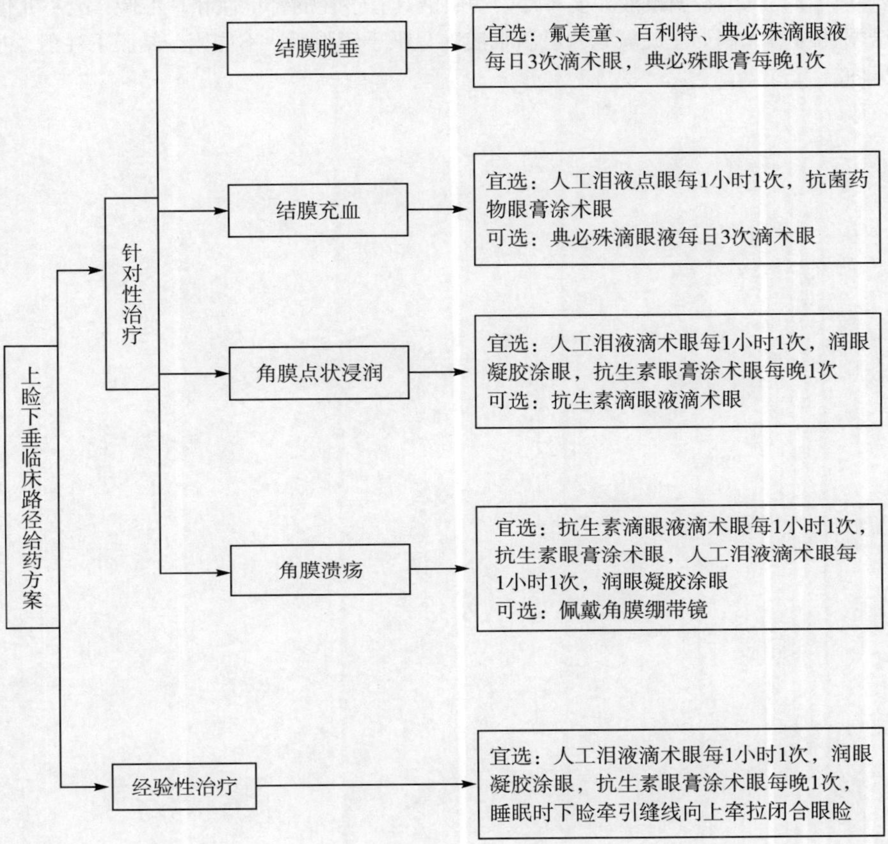

【用药选择】

1. 对病原菌不明的感染应采用广谱抗菌药或抗菌药物联合应用。妥布霉素的抗菌后续作用可达2~4小时，对于假单胞菌属600000株连续11年的研究显示，妥布霉素的敏感性始终在90%以上。

2. 氟喹诺酮类药物，抗菌活性强，对革兰阳性、革兰阴性临床常见致病菌具有较强的抗菌作用，对衣原体、支原体、军团菌及结核分枝杆菌亦有较强的作用。单一种氟喹诺酮类药物（例如左旋氧氟沙星滴眼液、氧氟沙星滴眼药）治疗与联合多种抗生素联合用药的加强治疗效果一致。

3. 皮质激素是眼科最常用，但也是最有争议的药物。眼部的各种炎症和变态反应性疾患均可用激素进行治疗，可以迅速消除炎症。一般认为对轻度的外眼感染，单独应用抗菌药物，即能有效控制感染，无须加用激素。对严重的细菌性角结膜炎和眼内感染，若在有效抗菌药物应用的同时适当配合激素治疗，有利于阻止炎症反应所致的眼组织损伤，可加速治愈过程。临床常用滴眼药包括氟美瞳、百力特、典必殊滴眼液和眼膏等。

【药学提示】

1. 氟喹诺酮类药物（例如左旋氧氟沙星滴眼液），每日3~5次，每次1~2滴滴入患眼的结膜囊内。

2. 氨基糖苷类抗生素药物（例如妥布霉素滴眼液），用于轻度及中度感染的患者，每日2~3次，每次1~2滴点入患眼，病情缓解后减量。

【注意事项】

由于氨基糖苷类抗生素滴眼液如妥布霉素滴眼液具有潜在的肾毒性和耳毒性，故小儿慎用。

氟喹诺酮类药物（例如左旋氧氟沙星滴眼液）只限于滴眼用，不能用于结膜下注射，也不能直接滴入眼前房内。

五、推荐表单

（一）医师表单

上睑下垂临床路径医师表单

适用对象：**第一诊断为**上睑下垂（ICD-10：H02.4，Q10.10）
行上睑下垂矫正术（ICD-9-CM-3：08.3）

患者姓名：________性别：________年龄：________门诊号：________住院号：________
住院日期：____年___月___日　出院日期：____年___月___日　标准住院日：4~5天

时间	住院第1天	住院第1~2天	住院第2~3天（手术日）
主要诊疗工作	□ 询问病史及体格检查 □ 完成病历书写 □ 开化验单或补充完善 □ 上级医师查房与术前评估 □ 初步确定手术方式和日期 □ 术前照相	□ 上级医师查房 □ 完成术前准备与术前评估 □ 根据体检行术前讨论，确定手术方案 □ 完成必要的相关科室会诊 □ 住院医师完成术前小结、上级医师查房记录等病历书写 □ 签手术知情同意书 □ 向患者及家属交代围术期注意事项	□ 手术 □ 术者完成手术记录 □ 住院医师完成术后病程记录 □ 上级医师查房 □ 向患者及家属交代病情及术后注意事项
重点医嘱	**长期医嘱：** □ 眼科三级护理 □ 饮食 □ 抗菌药物滴眼液点术眼 **临时医嘱：** □ 血常规、尿常规、肝肾功能、凝血功能、感染性疾病筛查 □ 需全身麻醉者查胸片、心电图 □ 超声心动图（必要时）	**长期医嘱：** □ 患者既往基础用药 **临时医嘱：** 术前医嘱： □ 常规准备明日在局部麻醉或全身麻醉下行上睑下垂矫正术：提上睑肌缩短术、提上睑肌腱膜前徙术、额肌瓣悬吊术、阔筋膜悬吊术、硅胶条悬吊术、Müler肌缩短术 □ 术前禁食水（全麻患者） □ 术前术眼结膜囊冲洗	**长期医嘱：** □ 眼科术后二级护理 □ 饮食 □ 人工泪液+抗菌药物滴眼液点术眼 □ 抗菌药物眼膏涂术眼 □ 术眼可配戴治疗用绷带镜 **临时医嘱：** □ 今日在局麻或全麻下行上睑下垂矫正术：提上睑肌缩短术、提上睑肌腱膜前徙术、额肌瓣悬吊术、阔筋膜悬吊术、硅胶条悬吊术、Müler肌缩短术 □ 伤口物理降温（冰敷）
病情变异记录	□ 无　□ 有，原因： 1. 2.	□ 无　□ 有，原因： 1. 2.	□ 无　□ 有，原因： 1. 2.
医师签名			

时间	住院第 3~4 天 （术后第 1 天）	住院第 4~5 天 （术后第 2 天，出院日）
主要诊疗工作	□ 上级医师查房，观察病情变化，进行手术及伤口评估，确定有无手术并发症，观察切口愈合情况，明确是否出院 □ 住院医师完成常规病历书写 □ 注意眼睑肿胀淤血程度，眼睑睑缘位置，结膜充血情况、睑裂闭合不全程度 □ 观察有无结膜脱垂，有无倒睫，下睑牵引缝线是否在位，角膜是否清亮，角膜上皮是否有脱失。使用绷带镜时，应观察绷带镜的位置是否有偏移、镜片表面沉淀物集聚情况及了解患者佩戴舒适度	□ 完成出院记录、病案首页、出院证明书 □ 向患者及家属交代出院后的注意事项，如返院复诊的时间、地点，发生紧急情况时的处理 □ 术后照像
重要医嘱	**长期医嘱：** □ 眼科术后二级护理 □ 饮食 □ 人工泪液+抗菌药物滴眼液点术眼 □ 抗菌药物眼膏涂术眼 **临时医嘱：** □ 术眼常规换药 □ 术眼绷带包扎或伤口冰敷	**出院医嘱：** □ 出院带药 □ 人工泪液+抗菌药物滴眼液点术眼 □ 术眼卡波姆凝胶涂眼 □ 术后第 7~10 天拆除术眼上眼睑皮肤缝线和下眼睑皮肤牵引缝线（门诊） □ 快速可吸收皮肤切口缝线可以不拆线 □ 术后复诊
病情变异记录	□ 无 □ 有，原因： 1. 2.	□ 无 □ 有，原因： 1. 2.
医师签名		

（二）护士表单

上睑下垂临床路径护士表单

适用对象：第一诊断为上睑下垂（ICD-10：H02.4，Q10.10）
行上睑下垂矫正术（ICD-9-CM-3：08.3）

患者姓名：________性别：________年龄：________门诊号：________住院号：________

住院日期：____年___月___日 出院日期：____年___月___日 标准住院日：4~5天

时间	住院第1天	住院第1~2天	住院第2~3天（手术日）
健康宣教	□ 入院宣教 介绍主管医师、护士 介绍环境、设施 介绍住院注意事项	□ 术前宣教 宣教疾病知识、术前准备及手术过程 告知准备物品、沐浴 告知术后饮食、活动及探视注意事项 告知术后可能出现的情况及应对方式 主管护士与患者沟通，了解并指导心理应对 告知家属等候区位置	□ 术后当日宣教 告知术后注意事项 告知饮食 告知术后可能出现情况的应对方式 给予患者及家属心理支持 再次明确探视陪伴须知
护理处置	□ 核对患者，佩戴腕带 □ 建立入院护理病历 □ 卫生处置：剪指（趾）甲、沐浴，更换病号服 □ 年龄<12岁未成年人需陪住一人	□ 协助医师完成术前检查化验 □ 术前准备 冲洗结膜囊 未成年者禁食、禁水 □ 卫生处置：洗头、沐浴	□ 送手术 摘除患者各种活动物品 核对患者资料及术中带药 填写围术期单，签字确认 □ 接手术 核对患者及资料，签字确认
基础护理	□ 三级护理 晨晚间护理 患者安全管理	□ 三级护理 晨晚间护理 患者安全管理	□ 二级护理 晨晚间护理 患者安全管理
专科护理	□ 护理查体 □ 填写跌倒及压疮防范表 □ 需要时，请家属陪伴 □ 心理护理	□ 协助完成相关检查 □ 心理护理	□ 病情观察，观察术眼情况变化 □ 测量患者TPR变化 □ 遵医嘱用药 □ 伤口给予物理降温 □ 全身麻醉患者做好术后全身麻醉护理 □ 心理护理
重点医嘱	□ 详见医嘱执行单	□ 详见医嘱执行单	□ 详见医嘱执行单
病情变异记录	□ 无 □ 有，原因： 1. 2.	□ 无 □ 有，原因： 1. 2.	□ 无 □ 有，原因： 1. 2.
护士签名			

时间	住院第 3~4 天 （术后第 1 天）	住院第 4~5 天 （术后第 2 天，出院日）
健康宣教	□ 术后宣教 眼药作用、频率、使用及保存方法 饮食、活动指导 复查患者对术前宣教内容的掌握程度	□ 出院宣教 告知复查时间及术眼眼睑皮肤缝线拆线时间 反馈眼药作用、频率、使用及保存方法 并发症的观察 活动休息 指导饮食 指导办理出院手续
护理处置	□ 协助完成眼部相关检查 □ 注意眼睑肿胀淤血程度，眼睑睑缘位置，睑裂闭合不全程度	□ 办理出院手续
基础护理	□ 二级护理 晨晚间护理 患者安全管理	□ 二级护理 晨晚间护理 患者安全管理
专科护理	□ 病情观察，观察术眼情况变化 □ 遵医嘱眼药治疗 □ 心理护理	□ 观察伤口愈合情况 □ 遵医嘱眼药治疗 □ 心理护理
重点医嘱	□ 详见医嘱执行单	□ 详见医嘱执行单
病情变异记录	□ 无 □ 有，原因： 1. 2.	□ 无 □ 有，原因： 1. 2.
护士签名		

（三）患者表单

上睑下垂临床路径患者表单

适用对象：**第一诊断为**上睑下垂（ICD-10：H02.4，Q10.10）

行上睑下垂矫正术（ICD-9-CM-3：08.3）

患者姓名：________性别：________年龄：________门诊号：________住院号：________

住院日期：_____年___月___日　出院日期：_____年___月___日　标准住院日：4~5 天

时间	入　院	手术前	手术当天
医患配合	□ 配合询问病史、收集资料，请务必详细告知既往史、用药史、过敏史 □ 如服用抗凝剂，请明确告知 □ 配合进行体格检查 □ 有任何不适请告知医师	□ 配合完善术前相关检查、化验 □ 麻醉师术前访视 □ 医生与您及家属介绍病情及手术谈话、术前签字	□ 配合评估手术效果 □ 有任何不适请告知医师
护患配合	□ 配合测量体温、脉搏、呼吸、血压、体重 1 次 □ 配合完成入院护理评估（简单询问病史、过敏史、用药史） □ 接受入院宣教（环境介绍、病室规定、订餐制度、贵重物品保管等） □ 有任何不适请告知护士	□ 配合测量体温、脉搏、呼吸、询问排便次数 □ 接受术前宣教 □ 沐浴，加强头部清洁，剪指甲，男患者剃须 □ 准备好必要用物，吸水管 □ 取下义齿、饰品等，贵重物品交家属保管	□ 清晨测量体温、脉搏、呼吸、血压 □ 送手术室前，协助完成核对，带齐影像资料和术中带药，返回病房后，协助完成核对，配合过病床，配合血压测量 □ 配合检查意识 □ 遵医嘱采取正确体位 □ 配合术后用药 □ 配合缓解疼痛 □ 有任何不适请告知护士
饮食	□ 正常普食	□ 全身麻醉者术前 12 小时禁食、禁水 □ 局部麻醉+镇静（必要时）可正常饮食	□ 全身麻醉者麻醉清醒前禁食、禁水 □ 全身麻醉者麻醉清醒 6 小时后，试饮水，无恶心呕吐进少量流食
排泄	□ 正常排尿便	□ 正常排尿便	□ 正常排尿便
活动	□ 正常活动	□ 正常活动	□ 全身麻醉完全清醒后可正常活动

时间	手术后	出　院
医患配合	□ 配合检查眼部情况 □ 配合眼部伤口换药 □ 配合使用眼药	□ 接受出院前指导 □ 知道复查程序 □ 获取出院诊断书 □ 预约复诊日期 □ 获取术后上、下眼睑皮肤拆线时间
护患配合	□ 配合定时测量体温、脉搏、呼吸，每日询问排便 □ 注意活动安全，避免坠床或跌倒 □ 配合执行探视及陪伴 □ 学习并配合使用眼药	□ 接受出院宣教 □ 办理出院手续 □ 获取出院带药 □ 知道眼药频率、方法和眼药保存注意事项 □ 知道复印病历方法
饮食	□ 正常普食	□ 正常普食
排泄	□ 正常排尿便 □ 避免便秘	□ 正常排尿便 □ 避免便秘
活动	□ 正常活动	□ 正常活动

附：原表单（2009 年版）

上睑下垂临床路径表单

适用对象：**第一诊断为**上睑下垂（ICD-10：H02.4，Q10.10）
行上睑下垂矫正术（ICD-9-CM-3：08.3）

患者姓名：________性别：________年龄：________门诊号：________住院号：________

住院日期：_____年___月___日　出院日期：_____年___月___日　标准住院日：5~7 天

时间	住院第 1 天	住院第 1~2 天	住院第 2~3 天（手术日）
主要诊疗工作	□ 询问病史及体格检查 □ 完成病历书写 □ 开化验单或补充完善 □ 上级医师查房与术前评估 □ 初步确定手术方式和日期	□ 上级医师查房 □ 完成术前准备与术前评估 □ 根据体检行术前讨论，确定手术方案 □ 完成必要的相关科室会诊 □ 住院医师完成术前小结、上级医师查房记录等病历书写 □ 签手术知情同意书 □ 向患者及家属交代围术期注意事项	□ 手术 □ 术者完成手术记录 □ 住院医师完成术后病程 □ 上级医师查房 □ 向患者及家属交代病情及术后注意事项
重点医嘱	**长期医嘱：** □ 眼科三级护理 □ 饮食 □ 抗菌药物滴眼液点术眼 **临时医嘱：** □ 血常规、尿常规、肝肾功能、凝血功能、感染性疾病筛查 □ 需全麻者查 X 线胸片、心电图 □ 超声心动图（必要时）	**长期医嘱：** □ 患者既往基础用药 **临时医嘱：** □ 常规准备明日在局麻或全麻下行上睑下垂修补术：额肌瓣矫正术、额肌腱膜瓣悬吊术、硬脑膜异体额肌悬吊术；上睑下垂提上睑肌缩短或折叠术、上睑肌腱膜前徙术 □ 术前禁食水（全麻患者） □ 术前术眼结膜囊冲洗	**长期医嘱：** □ 眼科术后二级护理 □ 饮食 □ 抗菌药物滴眼液点术眼 □ 抗菌药物眼膏涂术眼 **临时医嘱：** □ 今日在局麻或全麻下行上睑下垂修补术：额肌瓣矫正术、额肌腱膜瓣悬吊术、硬脑膜异体额肌悬吊术；上睑下垂提上睑肌缩短或折叠术、上睑肌腱膜前徙术 □ 伤口冰敷
主要护理工作	□ 病区环境及医护人员介绍 □ 入院护理评估 □ 医院相关制度介绍 □ 执行医嘱 □ 饮食宣教、生命体征监测 □ 介绍相关治疗、检查、用药等应注意的问题 □ 完成护理记录单书写	□ 指导患者尽快适应病区环境 □ 介绍有关疾病的护理知识 □ 介绍相关治疗、检查、用药等应注意的问题 □ 术前心理与生活护理 □ 健康宣教：术前术中注意事项 □ 执行手术前医嘱 □ 完成术前护理记录单书写	□ 观察生命体征变化 □ 伤口渗出 □ 健康宣教：术后注意事项 □ 术后心理与生活护理 □ 执行术后医嘱 □ 完成手术当日护理记录单书写 □ 观察动态病情变化，执行医嘱 □ 介绍相关治疗、检查、用药等应注意的问题
病情变异记录	□ 无　□ 有，原因： 1. 2.	□ 无　□ 有，原因： 1. 2.	□ 无　□ 有，原因： 1. 2.
护士签名			
医师签名			

时间	住院第3~5天 （术后第1~2天）	住院第5~6天 （术后第3天）	住院第7天 （术后第4天，出院日）
主要诊疗工作	□ 上级医师查房，观察病情变化 □ 住院医师完成常规病历书写 □ 注意眼睑肿胀淤血程度，眼睑睑缘位置，睑裂闭合不全程度 □ 观察有无结膜脱垂，角膜是否清亮，角膜上皮是否有脱失	□ 上级医师查房，进行手术及伤口评估，拆除皮肤缝线，确定有无手术并发症，观察切口愈合情况，明确是否出院 □ 住院医师完成常规病历书写	□ 完成出院记录、病案首页、出院证明书 □ 向患者及家属交代出院后的注意事项，如返院复诊的时间、地点，发生紧急情况时的处理
重要医嘱	**长期医嘱：** □ 眼科术后二级护理 □ 饮食 □ 抗菌药物滴眼液点术眼 □ 抗菌药物眼膏涂术眼 **临时医嘱：** □ 术眼常规换药 □ 术眼绷带包扎或伤口冰敷	**长期医嘱：** □ 眼科术后二级护理 □ 饮食 □ 抗菌药物滴眼液点术眼 □ 抗菌药物眼膏涂术眼 **临时医嘱：** □ 术眼常规换药 □ 拆除术眼下眼睑皮肤牵引缝线	**出院医嘱：** □ 出院带药 ■ 术眼抗菌药物眼膏涂眼 ■ 术眼卡波姆凝胶涂眼 □ 术后第7~10天拆除术眼上眼睑皮肤缝线（门诊） □ 术后复诊 □ 弱视治疗
主要护理工作	□ 执行术后长短期医嘱 □ 健康宣教：手术后相关注意事项，介绍有关患者康复锻炼方法 □ 术后用药知识宣教 □ 监测患者生命体征变化、观察术眼：倒睫，结膜脱垂，暴露性角膜炎，睑缘位置，肿胀程度 □ 执行医嘱，落实护理措施 □ 术后心理与生活护理 □ 完成术后护理记录单	□ 执行术后长短期医嘱 □ 监测患者生命体征变化、观察术眼：倒睫，结膜脱垂，暴露性角膜炎，睑缘位置，肿胀程度 □ 执行医嘱，落实护理措施 □ 术后心理与生活护理 □ 完成术后护理记录单	□ 出院指导及注意事项 □ 执行医嘱、完成出院护理记录单
病情变异记录	□ 无 □ 有，原因： 1. 2.	□ 无 □ 有，原因： 1. 2.	□ 无 □ 有，原因： 1. 2.
护士签名			
医师签名			

第五章　老年性白内障临床路径释义

一、老年性白内障编码

疾病名称及编码：老年性白内障（ICD-10：H25）

手术操作名称及编码：超声乳化白内障摘除术伴人工晶状体植入术（IOL）13. 41 伴 13. 71

二、临床路径检索方法

H25 伴 13. 41 伴 13. 71

三、老年性白内障临床路径标准住院流程

（一）适用对象

第一诊断为老年性白内障（ICD-10：H25. 900）。

行超声乳化白内障摘除术+人工晶状体植入术（IOL）（ICD-9-CM-3：13. 41+13. 71）。

释义

■ 适用对象编码参见第一部分。

■ 本路径适用对象为临床诊断为老年性白内障患者，同时适合行白内障超声乳化手术联合人工晶状体植入者。如果并发性白内障，如葡萄膜炎、青光眼合并白内障，玻璃体切割术后白内障，各种内眼手术后白内障，晶状体脱位或者是无法行超声乳化要行 ECCE 手术的患者，不能入选本路径。

（二）诊断依据

根据《临床诊疗指南·眼科学分册》（中华医学会编著，人民卫生出版社）。

1. 病史：渐进性视力下降。
2. 体格检查：晶状体出现混浊；眼底模糊，红色反光黯淡。

释义

■ 该路径的制定主要参考国内权威参考书籍和诊疗指南。

■ 病史和临床症状是诊断老年性白内障的初步依据，多数患者表现为渐进性、无痛性视力下降；裂隙灯显微镜检查可以看到晶状体出现混浊，严重者影响眼底观察，表现为眼底模糊、红光反射有所减弱。

（三）治疗方案的选择依据

根据《临床技术操作规范 · 眼科学分册》（中华医学会编著，人民军医出版社）。

1. 诊断明确。
2. 视力低于 0.5。
3. 征得患者及家属的同意。

释义

■ 老年性白内障的诊断依据充分，包括年龄、晶状体明显混浊影响视力及无其他影响视力的眼部病变。

■ 由于白内障超声乳化手术的进步，人工晶状体质量的提高，以及患者对生活质量的高要求，甚至提出了白内障手术是一种屈光手术的概念，白内障手术的视力指征逐步在放宽。但是，作为一种治疗的手段，还需满足最基本的手术要求，即视力低于 0.5 或视力大于 0.5，但白内障导致视觉干扰明显，显著影响视觉质量时，向患者及家属说明手术存在的风险和并发症，取得患者和家属的理解。

（四）标准住院日为 6 天

释义

■ 标准住院日为推荐最低标准，提倡缩短住院日。白内障患者入院后，1~2 天内完成常规手术前检查，并且滴用抗生素眼药水。入院后第 2~3 天可以安排手术，手术后观察 1~2 天，如果没有严重术后反应，可以安排出院，总住院时间不超过 6 天符合本路径要求。

（五）进入路径标准

1. 第一诊断必须符合 ICD-10：H25.900 老年性白内障疾病编码。
2. 当患者同时具有其他疾病诊断，如住院期间不需特殊处理也不影响第一诊断临床路径流程的实施时，可以进入路径。

释义

■ 第一诊断为老年性白内障，排除其他原因所致的晶状体混浊。

■ 由于患者均为老年人，可能伴有一些全身性疾病，如高血压、糖尿病、冠心病，或同时有一些眼部的病变，包括单纯青光眼、眼底病变如年龄相关性黄斑变性等，但是不影响白内障超声乳化手术的实施，也可以进入路径（糖尿病、视网膜血管病变等引起的白内障进入路径需综合考虑）。

（六）术前准备（术前评估）1~2 天

必需的检查项目：

（1）检查眼压、泪道。

（2）感染性疾病筛查（包括乙肝、丙肝、艾滋病、梅毒等）。

（3）心电图。

（4）血常规、尿常规、凝血功能、血生化（包括肝肾功能、血糖）。

（5）眼科 A、B 超+角膜曲率。

（6）其他根据病情需要而定：胸透或胸部 X 线片、角膜内皮细胞计数、显然验光。

释义

■ 眼压是重要的眼科检查指标之一，眼压检查能够初步筛查出高眼压患者和排除青光眼患者，关系到白内障手术的预后。

■ 泪道冲洗是避免白内障手术感染的重要环节之一。尽管白内障手术前常规滴用抗生素滴眼液，并冲洗结膜囊，以尽可能避免眼内炎的发生，但泪道潜伏的细菌是内眼手术感染的最危险因素。如果有慢性泪道感染，白内障手术发生眼内炎的风险较高。因此，白内障手术术前必须进行泪道冲洗，如果有泪道感染，如泪小管炎、慢性泪囊炎，必须在治疗痊愈后才能择期手术。

■ 感染性疾病的筛查主要用于排除可能的传染病，如乙型肝炎、丙型肝炎、艾滋病、梅毒等。这些患者的手术操作环境、器械及用品需要特殊的处置。

■ 心电图、血常规、尿常规、凝血和生化检查是常规检查，每个进入路径的患者均需完成。肝肾功能、电解质、血糖、凝血功能、心电图及 X 线胸片主要是评估有无基础病，这关系到围术期是否需特殊处理，可能会影响到住院时间、费用以及治疗预后。

■ 眼科 A+B 超及角膜曲率是白内障患者必查的项目，用以计算人工晶状体度数，同时可以排除眼底病如视网膜脱离、玻璃体混浊等。初步预测患者的白内障手术效果。

■ 角膜内皮检查的必要性：对于硬核，高龄的患者，或者曾经进行了眼部手术也要进入白内障超声乳化手术路径者，手术可能会对角膜内皮产生影响，建议进行内皮细胞计数，对手术方式的选择有重要的参考价值。如果内皮细胞计数过少，则不应选择超声乳化术，以防治术后出现角膜内皮细胞失代偿。

■ 临床经验提示，有时患者的视力与晶状体混浊程度不相匹配，这时要考虑是否存在屈光不正的因素，需要进行显然验光。如果最佳矫正视力高于 0.5，进行白内障手术要慎重，一要考虑手术可能提高视力，摘除眼镜，但是也要考虑到手术可能出现的风险。如果一定要手术，则应该向患者及家属交代清楚风险/益处的关系。如果矫正视力不能提高，要进一步排除其他引起视力下降的原因。

（七）术前用药

术前抗菌药物眼药，4~6 次/日，用药 2~3 天。

释义

■ 术前常规使用广谱抗生素眼药水是有效防治白内障术后眼内炎发生的重要手段，如0.5%左氧氟沙星滴眼液用药频率一般每日不少于4次，时间不少于2天，通常情况下可以达到预防效果。

（八）手术日为入院第2~3天

1. 麻醉方式：表面麻醉或球后/球周阻滞麻醉。

释义

■ 常用的白内障手术的麻醉方式有表面麻醉和球后/球周阻滞麻醉两种。表面麻醉适用于能较好配合手术的患者，能避免球后/球周阻滞麻醉的并发症。如高度近视或者葡萄肿患者，注射麻醉药时有刺穿球壁的风险。同时注射麻醉还有恢复慢、球后出血、伤及视神经及术中眶压高等风险。

■ 球后/球周阻滞麻醉适合于配合能力差，患者紧张，预计手术时间长，过度敏感、不能耐受表面麻醉者等。

2. 手术方式：超声乳化白内障摘除术+人工晶状体植入术（IOL）。

释义

■ 尽管白内障手术有多种方式可以选择，本临床路径的手术方式仅适用于超声乳化白内障摘除术+人工晶状体植入术（IOL）。此手术方式有切口小、大多无需缝线、并发症少及术后恢复快等优势。

3. 眼内植入物：人工晶状体。

释义

■ 绝大多数患者要植入合适度数的人工晶状体，来获得满意的术后视力。目前可选择的人工晶状体包括硬性和可折叠两种，超声乳化白内障摘除术中理想的植入物为后者，不需扩大切口。

4. 术中用耗品：粘弹剂、一次性手术刀、缩瞳剂、眼内灌注液或平衡液、显微手术缝线。

释义

■ 常用的粘弹剂包括透明质酸钠、硫酸软骨素、甲基纤维素等，在手术中支撑前房和囊袋，不仅有保护角膜内皮的作用，还有助于人工晶状体安全植入囊袋内。一次性手术刀是为该手术特制的显微器械，包括裂隙刀、隧道刀和15度穿刺刀，分别在手术的不同步骤中使用。人工晶状体植入后瞳孔仍然散大的情况下，使用缩瞳剂有助于人工晶状体稳定在合适的位置，并防止虹膜嵌顿角巩膜缘切口。眼内灌注液或平衡液在手术中起到维持前房、保持眼内压的作用，有助于晶状体核的乳化摘除和晶状体皮质的吸除，另一方面，在超声乳化时液体的持续循环起到散热作用，避免对眼内组织的损伤。大部分白内障超声乳化手术组织切口小、可自行密闭，不需要缝线，但偶尔切口密闭差，前房不能维持，则需使用显微手术缝线缝合，常用10-0尼龙线。

5. 手术用设备：显微镜、超声乳化仪。

释义

■ 白内障超声乳化手术是一种显微手术，整个手术过程需要在显微镜下进行。通常显微镜应具备良好的红光反射，有利于手术者的操作。超声乳化仪也是该手术必备的设备，由超声发生器、超声换能器、注吸系统和控制系统构成。在前囊膜环形撕除后，把超声手术把柄连接超乳针头，经组织切口伸入前房内，对晶状体核进行乳化摘除。在晶状体核完全摘除后，使用I/A针头进一步吸除晶状体皮质，随后植入人工晶状体。

6. 输血：无。

（九）术后住院恢复3天

必须复查的检查项目：

（1）裂隙灯检查。

（2）视力。

（3）眼压。

（4）术后用药：抗菌药物+皮质激素滴眼液，必要时加用非甾体类抗炎滴眼液。

（5）预防性抗菌药物使用第一、二代头孢类，术后72小时停止使用。

释义

■ 术后每天检查视力，包括远、近视力，可以直接反映手术效果，视力不好时要积极查明原因。另外，需要向患者解释白内障术后视力的波动和转归情况，使患者对视力的变化有一个正确的认识。

■ 眼压也是重要的观察指标，部分患者有一过性的眼压升高，其原因包括粘弹剂残留、手术操作引起的炎性反应、瞳孔阻滞等，持续的眼压增高可能导致视力损伤，要及时处理。

■ 裂隙灯检查可以直接观察伤口愈合情况，角膜是否有水肿，前房深度及反应如 KP、Tyn，瞳孔的大小、形状及位置，人工晶状体的位置，后囊膜的情况等。上述情况如有异常，及时处理可以避免一些并发症的发生。

■ 如果患者术后反应重，如角膜水肿、前房炎症等，要加强局部用药，积极消炎，包括结膜下注射激素，个别情况下也可以考虑全身用药，及时控制炎性反应。

■ 如果白内障手术中出现严重并发症，如后囊膜严重破裂，晶状体核掉入玻璃体腔，暴发性脉络膜上腔出血等，就要从该路径离开。

■ 鉴于 2012 年 8 月 1 日起施行《抗菌药物临床应用管理办法》[卫生部（现国家卫生和计划生育委员会）令第 84 号]，路径中抗生素使用应按照新的管理规范执行，对于高龄、合并糖尿病、免疫性疾病等感染高危患者，可酌情全身使用抗生素，原则上以眼部使用抗生素预防感染，其中氟喹诺酮类药物的前房穿透性明显好于氨基糖苷类药物，能在前房内较长时间维持抑菌浓度，如 0.5%左氧氟沙星滴眼液。术后常规使用抗菌药物滴眼液、皮质激素滴眼液和散瞳剂。

（十）出院标准（围绕一般情况、切口情况、第一诊断转归）

1. 手术后反应较轻，病情稳定。
2. 切口闭合好，前房形成。
3. 眼压正常，裂隙灯检查无明显异常，人工晶状体位置良好。

释义

■ 患者手术后 1~2 天，如果病情稳定，无并发症发生，眼压正常、角膜无水肿、切口对合良好、前房深浅正常、人工晶状体位置正常，可以出院。

■ 但是术后 1~3 天有可能不是术后反应最重的阶段，所以，一定要患者随诊，尤其是手术操作多、反应较重，或者有并发症，以及合并糖尿病、葡萄膜炎和青光眼的患者。视具体情况调整用药。

（十一）有无变异及原因分析

1. 等待术前检验结果。
2. 术后炎症反应或并发症。
3. 患者其他原因。

释义

■ 白内障手术已经成为眼科最为模式化的手术，但也可能因种种原因出现各种风险和不能按照常规步骤进行的情况。

■ 例如患者在入院查体时可能出现全身异常，如血糖高、血压不稳、X 线胸片异常及凝血功能障碍等情况。此时应该控制好全身病，才能够进行手术。

■ 手术过程中也可能出现一些眼部的并发症，如角膜后弹力层脱离、后囊膜破裂、晶状体核掉入玻璃体腔及暴发性脉络膜上腔出血等，此时要及时处理，不能按照常规的路径进行。

■ 术中、术后也可能出现全身的情况，如心脏病发作、脑梗死、药物过敏等，也不能按照常规路径进行。

■ 因患者方面的主观原因如过度焦虑、对手术效果的要求不合实际等导致执行路径出现变异，也需要医师在表单中予以说明。

四、老年性白内障临床路径给药方案

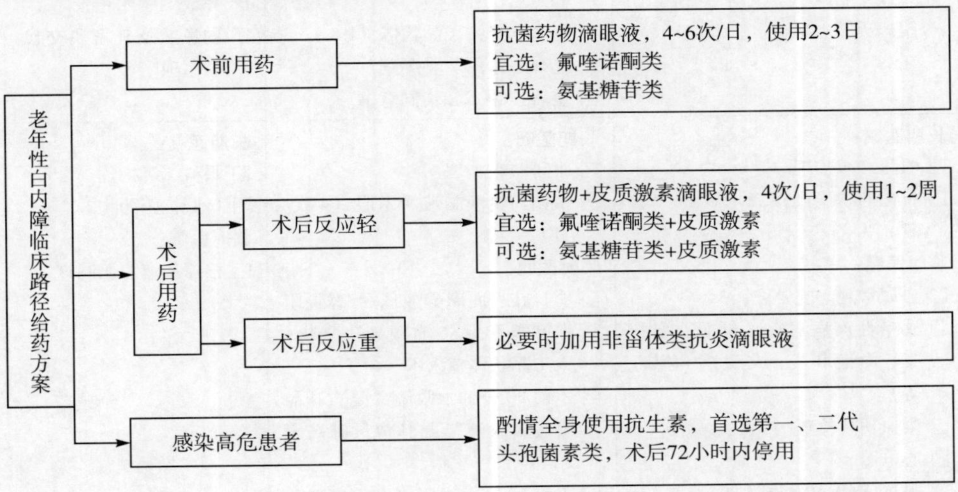

【用药选择】

1. 将局部应用抗菌药物作为预防眼内炎的重要措施。选用包括氟喹诺酮类和氨基糖苷类等广谱抗菌滴眼液。

2. 在高龄、糖尿病、外伤、独眼等特殊病例可酌情使用全身抗菌药物作为预防措施。

【药学提示】

1. 局部用药如有过敏反应，可选用其他类型广谱抗菌滴眼液。

2. 全身用药时，喹诺酮类抗菌药大部分以原形经肾排泄，在体内代谢甚少，故肾功能不全者应根据肌酐清除率减量或延长给药时间。

【注意事项】

1. 滴眼液只限于滴眼用，不能用于结膜下注射，也不能直接滴入眼前房内。

2. 延长使用局部抗菌药将可能导致非敏感微生物的过度生长，包括真菌。因此，局部抗菌药不应长期使用。

五、推荐表单

（一）医师表单

老年性白内障临床路径医师表单

适用对象：**第一诊断为**老年性白内障（ICD-10：H25.900）

行超声乳化白内障摘除术+人工晶状体植入术（IOL）（ICD-9-CM-3：13.41+13.71）

患者姓名：________性别：________年龄：________门诊号：________住院号：________

住院日期：_____年___月___日　出院日期：_____年___月___日　标准住院日：6天

时间	住院第1天	住院第2天	住院第3天（手术日）
主要诊疗工作	□ 询问病史 □ 体格检查 □ 交代病情 □ 完成"首次病程记录"和"住院病历"	□ 核实各项检查结果正常 □ 上级医师查房与术前评估 □ 向患者及家属交代术前、术中和术后注意事项 □ 患者选择人工晶状体（IOL） □ 选择手术用"粘弹剂" □ 签署"手术知情同意书"	□ 术前再次确认患者姓名、性别、年龄和手术眼别 □ 实施手术 □ 完成"手术记录" □ 向患者及其家属交代手术后注意事项
重点医嘱	**长期医嘱：** □ 眼科二级护理 □ 抗菌药物滴眼液滴术眼（4次/日） **临时医嘱：** □ 血尿常规 □ 感染性疾病筛查（包括乙型肝炎、丙型肝炎、艾滋病、梅毒等） □ 凝血功能检查 □ 心电图 □ 眼科A+B超测角膜曲率	**长期医嘱：** □ 眼科二级护理 □ 抗菌药物滴眼液滴术眼（4次/日） **临时医嘱：** □ 明日在表面麻醉或球后/球周阻滞麻醉下行左/右眼超声乳化+人工晶状体植入术 □ 术前30分钟术眼滴"复方托品酰胺滴眼液"或其他散瞳药水2次 □ 术前15分钟术眼滴表面麻醉药3次	**长期医嘱：** □ 眼科二级护理 □ 口服抗菌药物 **临时医嘱：** □ 根据病情需要制订
病情变异记录	□ 无　□ 有，原因： 1. 2.	□ 无　□ 有，原因： 1. 2.	□ 无　□ 有，原因： 1. 2.
医师签名			

时间	住院第 4 天（术后第 1 天）	住院第 5 天（术后第 2 天）	住院第 6 天（术后第 3 天）
主要诊疗工作	□ 检查患者术眼 □ 上级医师查房，确定有无手术并发症 □ 更换敷料 □ 完成病程记录 □ 向患者及家属交代术后恢复情况	□ 检查患者术眼 □ 上级医师查房，确定有无手术并发症 □ 更换敷料 □ 完成病程记录 □ 评估患者明日是否可以出院	□ 上级医师查房，确定是否可以出院，若患者可以出院，则需完成"出院记录" □ 通知出院处 □ 通知患者及其家属出院 □ 向患者交代出院后注意事项 □ 预约复诊日期 □ 出具"诊断证明书"
重点医嘱	**长期医嘱：** □ 眼科二级护理 □ 抗菌药物+皮质激素滴眼液 □ 口服抗菌药物 **临时医嘱：** □ 根据病情需要制订	**长期医嘱：** □ 眼科二级护理 □ 抗菌药物+皮质激素滴眼液 □ 口服抗菌药物 **临时医嘱：** □ 根据病情需要制订	**长期医嘱：** □ 眼科二级护理 □ 抗菌药物+皮质激素滴眼液 □ 口服抗菌药物 **临时医嘱：** □ 今日出院 □ 出院带药：抗菌药物+皮质激素滴眼液 4 次/日，持续 2~3 周
病情变异记录	□ 无　□ 有，原因： 1. 2.	□ 无　□ 有，原因： 1. 2.	□ 无　□ 有，原因： 1. 2.
医师签名			

（二）护士表单

老年性白内障临床路径护士表单

适用对象：**第一诊断为**老年性白内障（ICD-10：H25.900）

行超声乳化白内障摘除术+人工晶状体植入术（IOL）（ICD-9-CM-3：13.41+13.71）

患者姓名：________性别：________年龄：________门诊号：________住院号：________

住院日期：_____年___月___日 出院日期：_____年___月___日 标准住院日：6天

时间	住院第1天	住院第2天	住院第3天（手术日）
健康宣教	□ 入院宣教 介绍主管医师、护士 介绍环境、设施 介绍住院注意事项	□ 术前宣教 宣教疾病知识、术前准备及手术过程 告知准备物品、沐浴 告知术后饮食、活动及探视注意事项 告知术后可能出现的情况及应对方式 主管护士与患者沟通，了解并指导心理应对 告知家属等候区位置	□ 术后当日宣教 告知术后注意事项 告知饮食、体位要求 告知术后可能出现情况的应对方式 给予患者及家属心理支持 再次明确探视陪伴须知
护理处置	□ 核对患者，佩戴腕带 □ 建立入院护理病历 □ 卫生处置：剪指（趾）甲、沐浴、更换病号服 □ 年龄<12岁或>80岁、双眼视力低于0.05需陪住一人	□ 协助医师完成术前检查化验，协助完成相关专科检查（眼科A+B超、角膜曲率、角膜内皮细胞计数） □ 术前准备 剪眼毛、冲洗结膜囊 □ 卫生处置：洗头沐浴	□ 送手术 摘除患者各种活动物品 核对患者资料及术中带药 填写手术交接单，签字确认 □ 接手术 核对患者及资料，签字确认
基础护理	□ 二级护理 晨晚间护理 患者安全管理	□ 二级护理 晨晚间护理 患者安全管理	□ 二级护理 晨晚间护理 患者安全管理
专科护理	□ 护理查体 □ 需要时，填写跌倒及压疮防范表 □ 需要时，请家属陪伴 □ 遵抗菌药物滴眼液点术眼（4次/日） □ 心理护理	□ 抗菌滴眼液点术眼（4次/日） □ 心理护理	□ 病情观察，观察术眼情况变化 □ 测量患者TPR变化 □ 术前遵医嘱给予散瞳药滴眼 □ 心理护理
重点医嘱	□ 详见医嘱执行单	□ 详见医嘱执行单	□ 详见医嘱执行单
病情变异记录	□ 无 □ 有，原因： 1. 2.	□ 无 □ 有，原因： 1. 2.	□ 无 □ 有，原因： 1. 2.
护士签名			

时间	住院第 4~5 天 （术后日 1~2 天）	住院第 6 天 （术后第 3 天）
健康宣教	□ 术后宣教 眼药作用及频率 饮食、活动指导 复查患者对术前宣教内容的掌握程度 □ 术后宣教	□ 出院宣教 复查时间 眼药使用方法与频率 活动休息 指导饮食 指导办理出院手续
护理处置	□ 协助完成眼部相关检查	□ 办理出院手续
基础护理	□ 二级护理 晨晚间护理 患者安全管理	□ 二级护理 晨晚间护理 患者安全管理
专科护理	□ 病情观察，观察术眼情况变化 □ 遵医嘱眼药治疗 □ 心理护理	□ 观察术眼情况 □ 遵医嘱眼药治疗 □ 心理护理
重点医嘱	□ 详见医嘱执行单	□ 详见医嘱执行单
病情变异记录	□ 无　□ 有，原因： 1. 2.	□ 无　□ 有，原因： 1. 2.
签名执行时间		

（三）患者表单

老年性白内障临床路径患者表单

适用对象：**第一诊断为**老年性白内障（ICD-10：H25.900）

行超声乳化白内障摘除术+人工晶状体植入术（IOL）（ICD-9-CM-3：13.41+13.71）

患者姓名：________性别：________年龄：________门诊号：________住院号：________

住院日期：_____年___月___日 出院日期：_____年___月___日 标准住院日：6 天

时间	入 院	手术前	手术当天
医患配合	□ 配合询问病史、收集资料，请务必详细告知既往史、用药史、过敏史 □ 如服用抗凝剂，请明确告知 □ 配合进行体格检查 □ 有任何不适请告知医师	□ 配合完善术前相关检查、化验，如采血、留尿、心电图、胸片、眼科特殊检查（眼科 A+B 超、角膜曲率、角膜内皮细胞计数） □ 麻醉师与您进行术前访视	□ 配合评估手术效果 □ 有任何不适请告知医师
护患配合	□ 配合测量体温、脉搏、呼吸、血压、体重 1 次 □ 配合完成入院护理评估（简单询问病史、过敏史、用药史） □ 接受入院宣教（环境介绍、病室规定、订餐制度、贵重物品保管等） □ 有任何不适请告知护士	□ 配合测量体温、脉搏、呼吸、询问排便 1 次 □ 接受术前宣教 □ 自行沐浴，加强头部清洁，剪指甲，男患者剃须 □ 准备好必要用物，吸水管 □ 取下义齿、饰品等，贵重物品交家属保管	□ 清晨测量体温、脉搏、呼吸、血压 □ 送手术室前，协助完成核对，带齐影像资料和术中带药 □ 返回病房后，协助完成核对，过病床，配合血压测量 □ 遵医嘱采取正确体位 □ 配合缓解疼痛 □ 有任何不适请告知护士
饮食	□ 正常普食	□ 正常普食	□ 正常普食
排泄	□ 正常排尿便	□ 正常排尿便	□ 正常排尿便
活动	□ 正常活动	□ 正常活动	□ 平卧休息 2~3 小时后正常活动

时间	手术后	出 院
医患配合	□ 配合检查眼部情况 □ 配合眼部伤口换药	□ 接受出院前指导 □ 知道复查程序 □ 获取出院诊断书 □ 预约复诊日期
护患配合	□ 配合定时测量体温、脉搏、呼吸、每日询问排便 □ 注意活动安全，避免坠床或跌倒 □ 配合执行探视及陪伴	□ 接受出院宣教 □ 办理出院手续 □ 获取出院带药 □ 知道眼药使用频率、方法和眼药保存注意事项 □ 知道复印病历方法
饮食	□ 正常普食	□ 正常普食
排泄	□ 正常排尿便 □ 避免便秘	□ 正常排尿便 □ 避免便秘
活动	□ 正常适度活动，避免疲劳	□ 正常适度活动，避免疲劳

附：原表单（2009 年版）

老年性白内障临床路径表单

适用对象：**第一诊断为**老年性白内障（ICD-10：H25.900）

行超声乳化白内障摘除术+人工晶状体植入术（IOL）（ICD-9-CM-3：13.41+13.71）

患者姓名：________性别：________年龄：________门诊号：________住院号：________

住院日期：_____年___月___日　出院日期：_____年___月___日　标准住院日：6 天

时间	住院第 1 天	住院第 2 天	住院第 3 天（手术日）
主要诊疗工作	□ 询问病史 □ 体格检查 □ 交代病情 □ 完成“首次病程记录”和“住院病历”	□ 核实各项检查结果正常 □ 上级医师查房与术前评估 □ 向患者及家属交代术前、术中和术后注意事项 □ 患者选择人工晶状体（IOL） □ 选择手术用“粘弹剂” □ 签署“手术知情同意书”	□ 术前再次确认患者姓名、性别、年龄和手术眼别 □ 实施手术 □ 完成“手术记录” □ 向患者及其家属交代手术后注意事项
重点医嘱	**长期医嘱：** □ 眼科二级或三级护理 □ 抗菌药物滴眼液滴术眼（4 次/日） **临时医嘱：** □ 血尿常规 □ 感染性疾病筛查（包括乙肝、丙肝、艾滋病、梅毒等） □ 凝血功能检查 □ 心电图 □ 眼科 A+B 超测角膜曲率	**长期医嘱：** □ 眼科二级或三级护理 □ 抗菌药物眼药滴术眼（4 次/日） **临时医嘱：** □ 明日在表面麻醉或球后/球周阻滞麻醉下行左/右眼超声乳化+人工晶状体植入术 □ 术前 30 分钟术眼滴“复方托品酰胺”或其他散瞳药水 2 次 □ 术前 15 分钟术眼滴表麻药 3 次	**长期医嘱：** □ 眼科一级或二级护理 □ 口服抗菌药物 **临时医嘱：** □ 根据病情需要制订
主要护理工作	□ 入院护理评估 □ 健康教育 □ 执行医嘱	□ 手术前物品准备 □ 手术前心理护理 □ 手术前患者准备 □ 执行医嘱	□ 随时观察患者情况 □ 术前冲洗结膜囊 □ 术后心理与基础护理 □ 执行医嘱 □ 术后健康教育
病情变异记录	□ 无　□ 有，原因： 1. 2.	□ 无　□ 有，原因： 1. 2.	□ 无　□ 有，原因： 1. 2.
护士签名			
医师签名			

时间	住院第4天（术后第1天）	住院第5天（术后第2天）	住院第6天（术后第3天）
主要诊疗工作	□ 检查患者术眼 □ 上级医师查房，确定有无手术并发症 □ 更换敷料 □ 完成病程记录 □ 向患者及家属交代术后恢复情况	□ 检查患者术眼 □ 上级医师查房，确定有无手术并发症 □ 更换敷料 □ 完成病程记录 □ 评估患者明日是否可以出院	□ 上级医师查房，确定是否可以出院，若患者可以出院，则需完成“出院记录” □ 通知出院处 □ 通知患者及其家属出院 □ 向患者交代出院后注意事项 □ 预约复诊日期 □ 出具“诊断证明书”
重点医嘱	**长期医嘱：** □ 眼科一级或二护理 □ 抗菌药物+类固醇激素滴眼液 □ 口服抗菌药物 **临时医嘱：** □ 根据病情需要制订	**长期医嘱：** □ 眼科三级护理 □ 抗菌药物+类固醇激素滴眼液 □ 口服抗菌药物 **临时医嘱：** □ 根据病情需要制订	**长期医嘱：** □ 眼科三级护理 □ 抗菌药物+类固醇激素滴眼液 □ 口服抗菌药物 **临时医嘱：** □ 今日出院 □ 出院带药：抗菌药物+类固醇激素滴眼液4次/日，持续2~3周
主要护理工作	□ 随时观察患者病情 □ 执行医嘱	□ 随时观察患者病情 □ 执行医嘱	□ 出院宣教 □ 如果患者可以出院，协助患者办理出院手续、交费等事项
病情变异记录	□ 无　□ 有，原因： 1. 2.	□ 无　□ 有，原因： 1. 2.	□ 无　□ 有，原因： 1. 2.
护士签名			
医师签名			

第六章　白内障囊外摘除联合人工晶状体植入术临床路径释义

一、老年性白内障编码

疾病名称及编码：老年性白内障 H25

手术操作名称及编码：白内障囊外摘除术伴人工晶状体植入术（IOL）13.59 伴 13.71

二、临床路径检索方法

H25 伴 13.59 伴 13.71

三、白内障囊外摘除联合人工晶状体植入术临床路径标准住院流程

（一）适用对象

第一诊断为老年性白内障（ICD-10：H259）。

行白内障囊外（ICD-9：13.59）联合人工晶状体植入术（ICD-9：13.71）。

释义

■ 本路径适用对象为单纯性老年性白内障患者，包括皮质性、核性和后囊下性。

■ 伴有虹膜缺损、瞳孔散大、轻度玻璃体混浊、闪辉的患者适用于本路径。

■ 年龄在 50 岁的非年龄相关白内障，其原因在术前难以明确，其治疗不适用于本路径。

■ 不包括晶状体悬韧带大部分断裂的患者，伴有虹膜萎缩、虹膜后粘连或虹膜新生血管、瞳孔不能充分散大的患者。

■ 该眼既往曾接受过玻璃体切除，视网膜光凝、冷冻、复位、增殖膜剥除，眼内注药，眼内填充的患者不适用于本路径。玻璃体切割术后的玻璃体再次出血不适用于本路径。

■ 如果因合并其他控制不良的全身疾病，在住院期间需要其他科室医生协助处理的患者不进入本路径。

（二）诊断依据

根据《眼科临床指南》（中华医学会眼科学分会编译，2006）。

1. 症状：无痛性、渐进性视力下降。

2. 体征：检查可见晶状体皮质、晶状体核、晶状体后囊下明显混浊，导致视力低下，眼前节检查基本正常。

3. 眼底超声检查无明显异常。

释义

■ 老年性白内障患者都主诉为视物模糊。但不同类型表现不同。在暗环境下，瞳孔散大时，皮质性白内障眩光较重，视力影响最大；而核性白内障患者视力受影响较轻，但低对比视力障碍比较明显，例如在低照度室内、阴天、傍晚、户外活动时。在明亮环境下，瞳孔缩小，核性白内障视力下降最明显，多伴有颜色分辨力下降，而皮质性白内障视力比大瞳孔时要好。散大瞳孔后，可以确诊晶状体后囊下混浊，视力应有一定提高。

■ 小孔视力提高有助于排除视网膜黄斑病变和视神经病变。

■ 角膜散光较小，而全眼总散光较大时，提示晶状体悬韧带松弛断裂存在。

（三）治疗方案的选择

根据《眼科临床指南》（中华医学会眼科学分会编译，2006年），符合以下条件可以选择白内障囊外联合人工晶状体植入术。

（1）晶状体混浊明显导致视力低下不能满足患者需要，而行白内障手术能提高视力。

（2）眼压及眼前节检查正常。

（3）直接或间接眼底检查无明显影响术后视力提高的眼底疾病。

（4）眼底B超检查无明显异常。

（5）晶状体核较硬（四~五级核）患者不具备行白内障超声乳化人工晶状体植入术条件，或无超声乳化仪设备的基层医院。

释义

■ 单纯白内障囊外摘除术适合本路径。可以不同期植入人工晶状体。

■ 人工晶状体缝线固定、虹膜夹持固定不适用本路径。

■ 用于处理中央后囊混浊，部分前部玻璃体切除适用本路径。

■ 伴有脱位的白内障摘除术不适用于本路径。

■ 白内障囊外摘除同时需要联合青光眼手术、视网膜手术、眼内注药、眼内填充的患者不适用于本路径。

（四）标准住院日为5~7天

释义

■ 标准住院日是针对多数医院的现状制订，提倡缩短住院日。

■ 术前检查可在住院前完成。入院准备1~3天（周末2天除外），在第2~4天手术，术后恢复1~5天出院。如果术后第一天检查房水清亮，眼压正常，无其他并发症出现，术后第一天即可出院。如果术后前房有少量浮游细胞，或者出现其他并发症，可以观察数日并采取相应措施，稳定后再安排患者出院。

（五）进入临床路径标准

1. 第一诊断必须符合 ICD-10：H25.9 老年性白内障疾病编码。

2. 当患者同时具有其他疾病诊断，但在住院期间不需要特殊处理也不影响第一诊断的临床路径流程实施时，可以进入临床路径。

释义

■ 需要全身麻醉手术的白内障患者不适用于本路径。

■ 需要心电监护的白内障患者适用于本路径。

■ 同时患有青光眼，但用药控制良好，不需要抗青光眼手术的患者，可以进入本路径。

■ 同时患有少量陈旧性玻璃体积血和玻璃体混浊，本次住院不需要处理也不影响白内障手术的患者，可以进入本路径。

■ 同时患有屈光不正、老视、翼状胬肉等眼部情况，但在住院期间不需要特殊处理的患者，可以进入本路径。

■ 同时患有糖尿病、高血压、冠心病等全身疾病，但在住院期间不需要特殊处理的患者，可以进入本路径。但如果因全身疾病控制不良，在住院期间需要其他科室医生协助处理的患者不进入本路径。

（六）术前准备 1~2 天

1. 必需的检查项目

（1）手术前全身常规查体。

（2）专科检查：视力（裸视及矫正视力）、眼压、冲洗泪道；裂隙灯检查、晶体混浊情况、眼底；角膜曲率、眼部 AB 超及人工晶状体测算。

2. 根据患者病情可选择：角膜内皮镜检查、光学相干断层扫描、激光视力。

释义

■ 必查项目在术前必须完成。相关人员应认真分析检查结果，选择合适的人工晶状体。

■ 具备选择检查项目的单位应当尽量做相应检查。对曾经有过前节手术史的患者，最好做角膜内皮检查。

（七）治疗方案与药物选择

术眼滴抗生素滴眼液，酌情治疗原发病（高血压、糖尿病、冠心病）。

释义

■ 术前 2~3 天应选用广谱抗菌药物滴眼液，每日 4~6 次。

■ 冲洗泪道，除外泪囊炎。

■ 对于合并有急性结膜炎的患者，使用局部抗生素的时间应延长，直到炎症完全消退后1周方可手术，以预防术后感染。

■ 患有糖尿病的白内障患者，其空腹血糖应维持在标准值之内。

■ 患有高血压、冠心病的白内障患者，血压、心功能应稳定在医师调整的范围之内。术中给予心电、血压监护。

（八）手术日为入院第2~4天

1. 麻醉方式：局部麻醉，必要时行心电监测。
2. 手术设备：手术显微镜。
3. 手术中用材料：显微手术器械、人工晶状体、黏弹剂、显微缝线。
4. 术中用药：缩瞳药（必要时）。
5. 输血：无。

释义

■ 本路径推荐的麻醉方式为表面麻醉和局部麻醉，在消毒铺巾前已给予表面麻醉。局部麻醉包括球结膜下浸润麻醉、球后麻醉及球周麻醉。全身麻醉不进入本路径。

■ 术中用聚维酮碘消毒皮肤，稀释液用于消毒结膜囊。

■ 视术中情况可能使用的药品还有注射用芬太尼、压宁定、肾上腺素、卡巴胆碱等。

■ 术中使用的耗品包括眼内灌注液、注射器、受水袋、棉签、眼垫、手术贴膜、25号平针头、烧灼止血器。

■ 术中必备的器械包括有齿镊、穿刺刀、隧道刀、撕囊镊、晶状体核托板或圈套器、注吸针头、人工晶状体植入镊或平台镊、显微持针器、前部玻切头等。

■ 视术中情况，如果联合进行视网膜光凝、增殖膜剥除、眼内注药、眼内填充、巩膜切开等操作，则不进入本路径。

（九）术后住院恢复3~5天

1. 必需的复查项目：视力、眼压、裂隙灯检查、眼底检查等。
2. 术后用药：局部用抗生素、皮质激素滴眼液至手术后1个月，每日点药次数递减，酌情使用角膜营养药、非甾体类滴眼液。

释义

■ 术后常规眼部检查能判断视力恢复不好的主要原因。如系角膜水肿需待水肿消退后再做评价。如果屈光介质完全透明，视力仍不理想，应安排在住院期间或出院后做必要的眼底检查、眼部超声、OCT等相关检查项目。

■ 根据术后眼部反应情况，调整用药种类和频次，长时间滴用激素类眼药时应注意监测眼压。

■ 鉴于2012年8月1日起施行《抗菌药物临床应用管理办法》[卫生部（现国家卫生和计划生育委员会）令第84号]，本路径中抗生素使用应按照新的管理规范执行，本路径均不再全身（口服、静脉注射或肌内注射）使用抗生素，原则上以局部使用抗生素预防感染。

■ 眼科用药主要采用抗菌药物滴眼液。其他用药如皮质激素滴眼液、非甾体类滴眼液、散瞳剂。

（十）出院标准

1. 眼压正常。
2. 伤口愈合好。
3. 无明显眼前节炎症反应。
4. 人工晶状体位置正常。

释义

■ 患者出院前应符合如上相关检查标准，若未达到如上标准或有眼内感染征象，应分析原因，并做出相应的处理方案。

■ 出现手术后并发症（前房出血、明显前房内炎性反应、术后高眼压未缓解、玻璃体炎性混浊、人工晶状体偏位），需较长时间观察和药物治疗者不进入临床路径。

（十一）变异及原因分析

1. 术后角膜水肿明显，眼压高，眼前节反应较明显需用药观察，其住院时间相应延长。
2. 出现手术并发症（晶状体后囊破裂、玻璃体外溢、晶状体核脱入玻璃体腔等），需要手术处理者，不进入临床路径。
3. 出现严重手术后并发症（人工晶状体位置异常、视网膜脱离、眼内炎），不进入临床路径。
4. 第一诊断为老年性白内障，合并青光眼需行青白联合手术者，不进入临床路径。
5. 第一诊断为老年性白内障，合并糖尿病视网膜病变需同时行玻璃体视网膜手术者不进入临床路径。
6. 合并全身疾病、住院期间需要继续治疗，不进入临床路径。
7. 需全麻者不进入临床路径。

释义

■ 变异是指入选临床路径的患者未能按路径流程完成医疗行为或未达到预期的医疗质量控制目标。这包含三方面情况：①按路径流程完成治疗，但出现非预期结果，可能需要后续进一步处理，如术中发生后囊破裂，放弃人工晶状体植入术、术后眼内炎等并发症；②按路径流程完成治疗，但超出了路径规定的时限或限定的费用，如实际住院日超出标准住院日要求，或未能在规定的手术日时间限定内实施手术等。对于这些患者，主管医师均应进行变异原因的分析，并在临床路径的表单中予以说明；③术中发现或发生其他情况需要改变术式，如未植入人工晶状体、需要联合前部玻切手术。

四、白内障囊外摘除联合人工晶状体植入术临床路径给药方案

白内障囊外摘除联合人工晶状体植入术临床路径给药方案

- 手术前用药
  - 抗菌药物滴眼液 → 宜选：喹诺酮类滴眼液（如左氧氟沙星、氧氟沙星、诺氟沙星、环丙沙星、洛美沙星、加替沙星等）、氨基糖甙类滴眼液（如妥布霉素）
    可选：氯霉素滴眼液、利福平滴眼液、夫西地酸滴眼液等
  - 散瞳药物滴眼液 → 宜选：托吡卡胺滴眼液、复方托吡卡胺滴眼液（美多丽）
- 手术中用药
  - 麻醉药物
    - 眼球表面麻醉醉 → 宜选：盐酸丙美卡因滴眼液（爱尔卡因）、盐酸奥布卡因滴眼液（贝诺喜）
      可选：地卡因滴眼液
    - 球后浸润麻醉 → 宜选：利多卡因注射液、罗哌卡因注射液
      可选：布比卡因注射液
  - 消毒药物 → 宜选：碘伏消毒剂、75%医用酒精
    可选：聚维酮碘消毒剂
  - 辅助散瞳、缩瞳药物 → 散瞳宜选：肾上腺素
    缩瞳宜选：卡巴胆碱
- 手术后用药
  - 抗菌药物滴眼液 → 宜选：喹诺酮类滴眼液（如左氧氟沙星、氧氟沙星、诺氟沙星、环丙沙星、洛美沙星、加替沙星等），氨基糖甙类（如妥布霉素）
    可选：氯霉素滴眼液、利福平滴眼液、夫西地酸滴眼液等
  - 甾体类滴眼液 → 宜选：氟米龙滴眼液、醋酸泼尼松龙滴眼液、妥布霉素地塞米松滴眼液（或眼膏）等
    可选：氯替泼诺混悬滴眼液（露达舒）
  - 非甾体类滴眼液 → 宜选：普拉洛芬滴眼液、双氯芬酸钠滴眼液等
    可选：酮咯酸氨丁三醇滴眼液（安贺拉），氟比洛芬钠滴眼液（欧可芬），吲哚美辛滴眼液等
  - 散瞳药物滴眼液 → 宜选：托吡卡胺滴眼液、复方托吡卡胺滴眼液
    可选：盐酸环喷托脂滴眼液（赛飞杰）
- 其他 → 如口服糖皮质激素、局部或全身应用降眼压药等，根据患者眼部及全身情况酌情使用

【用药选择】

1. 手术前应用广谱抗生素滴眼液 1~3 天，起到清洁结膜囊的作用。术前应用散瞳剂，方便眼底检查。个别患者对常用散瞳剂过敏，表现为眼红、眼痒等，可以试用盐酸环喷托酯滴眼液。

2. 手术中除了眼睑周围皮肤消毒外，还应当做结膜囊消毒，5%聚维酮碘消毒液可以起到有效的灭菌作用。

3. 手术后常规应用广谱抗生素、甾体、非甾体类滴眼液，起到预防感染、控制炎症反应的作用。术后应用散瞳剂，不但方便眼底检查，也可以起到活动瞳孔、抑制炎症反应的作用。

4. 通常不需要静脉用药。

【药学提示】

1. 对于周边前房浅、晶状体膨隆等有青光眼素质的患者，或者既往有闭角型青光眼病史的患者，术前不宜过早使用散瞳剂，避免手术前诱发青光眼急性发作。

2. 术后甾体类滴眼液不宜长期使用，因有导致激素性青光眼的可能。

【注意事项】

1. 手术中给予稀释浓度为 1∶5000 的肾上腺素辅助散大瞳孔。前房注射 0. 05~0. 1ml，待瞳孔散大后，及时冲洗前房，排出剩余的肾上腺素，以免产生心血管副作用，应有心电监护医师在场。

2. 手术结束时，有时需前房注射 0. 05~0. 1ml 卡巴胆碱收缩瞳孔，待瞳孔缩小至 3mm 以下时，应及时冲洗前房排出剩余的卡巴胆碱，以免药物吸收引起头痛、恶心、呕吐等全身不适反应。

3. 手术结束时，不宜在切口外侧结膜下注射抗生素，避免有毒性药物经切口流入前房，造成药物毒性反应。

4. 白内障囊外摘除术为眼局部的手术，通常围术期术眼局部点药即可，一般不需要静脉用抗生素。

五、推荐表单

（一）医师表单

白内障囊外摘除联合人工晶状体植入术临床路径医师表单

适用对象：**第一诊断为**老年性白内障（ICD-10：H25.9）

行白内障囊外摘除联合人工晶状体植入术（ICD-9：13.59、13.71）

患者姓名：________性别：________年龄：________门诊号：________住院号：________

住院日期：_____年___月___日　出院日期：_____年___月___日　标准住院日：5~7 天

时间	住院第 1 天
主要诊疗工作	□ 询问病史，完成体格检查及眼科专科的常规检查：视力（裸视和矫正视力）；眼压；冲洗泪道；散瞳后检查眼前节、晶状体混浊程度及眼底检查 □ 住院医师书写病历 □ 上级医师查房，制订诊疗计划 □ 完成眼科特殊检查：显然验光，角膜曲率，眼 A、B 超，人工晶状体测算，角膜内皮检查等
重点医嘱	**长期医嘱：** □ 眼科二级护理常规 □ 饮食（普食/糖尿病饮食/其他） □ 手术眼点抗生素滴眼液 □ 针对全身病的常规用药 **临时医嘱：** □ 术前胸透、心电图、血尿常规、血糖、常规生化等检查（尽可能入院前完成检查） □ 测眼压、裂隙灯、眼底检查 □ 显然验光，角膜曲率，眼 A、B 超，人工晶状体生物测量 □ 角膜内皮检查（必要时）、冲洗泪道
病情变异记录	□ 无　□ 有，原因： 1. 2.
医师签名	

时间	住院第 2~3 天（手术日）
主要诊疗工作	□ 继续完成眼科特殊检查 □ 上级医师查房，完善术前评估 □ 完成术前小结、术前讨论 □ 签署手术知情同意书、高风险协议书、自费用品协议书 □ 行白内障囊外摘除人工晶状体植入术 □ 术者完成手术记录，住院医师完成术后病程 □ 上级医师术后查房，向患者及家属交代病情及术后注意事项
重点医嘱	**长期医嘱（术后）：** □ 眼科二级护理常规 □ 饮食（普食/糖尿病饮食/其他） □ 抗生素、皮质激素滴眼液、膏 □ 非甾体类滴眼液（必要时） □ 角膜营养滴眼液（必要时） □ 口服抗生素（必要时） □ 降眼压药物（必要时） □ 止血药（必要时） □ 测眼压每日 1 次 □ 裂隙灯每日 1 次/每日 2 次 □ 换药（术眼清洁）每日 1 次 **临时医嘱：** □ 局部麻醉或心电监测下白内障囊外摘除联合人工晶状体植入术 □ 术前 1 小时快速散瞳剂点术眼 4~6 次 □ 术前半小时广谱抗生素静脉滴入（必要时） □ 术前半小时止血剂、镇静剂肌内注射（必要时） □ 酌情全身使用降眼压药
病情变异记录	□ 无　□ 有，原因： 1. 2.
医师签名	

时间	住院第 4~7 天（出院日）
主要诊疗工作	□ 上级医师查房 □ 观察视力、眼压、裂隙灯下观察角膜清晰度、前节反应、人工晶状体位置等 □ 术中如有后囊破裂等并发症，需重点观察人工晶状体位置 □ 评估术后视力、角膜、眼前节等恢复情况 □ 住院医师完成术后病程记录、出院小结、出院带药、出院证明 □ 上级医师决定出院时间 □ 向患者告知出院后促进术眼恢复的相关注意事项
重点医嘱	**长期医嘱（术后）：** □ 眼科术后二级护理常规 □ 饮食（普食/糖尿病饮食/其他） □ 抗生素、皮质激素滴眼液、膏 □ 非甾体类滴眼液（必要时） □ 角膜营养滴眼液（必要时） □ 散瞳剂（必要时） □ 降眼压药物（必要时） □ 止血药（必要时） □ 测眼压每日 1 次 □ 裂隙灯每日 1 次/每日 2 次 □ 换药（术眼清洁）每日 1 次 **临时医嘱：** □ 间接检眼镜检查（必要时） □ 显然验光或电脑验光 □ 出院医嘱：抗生素、皮质激素滴眼液（每周递减，至术后 1 个月停药）、非甾体类滴眼液、角膜营养药、降眼压药物（必要时）及定期门诊复查
病情变异记录	□ 无　□ 有，原因： 1. 2.
医师签名	

（二）护士表单

白内障囊外摘除联合人工晶状体植入术临床路径护士表单

适用对象：**第一诊断为**老年性白内障（ICD-10：H25.9）

行白内障囊外摘除联合人工晶状体植入术（ICD-9：13.59、13.71）

患者姓名：________性别：________年龄：________门诊号：________住院号：________

住院日期：_____年___月___日　出院日期：_____年___月___日　标准住院日：5~7天

时间	住院第1天（术前）	住院第2~3天（手术日）	住院第4~7天（术后和出院日）
健康宣教	□ 入院宣教 介绍主管医师、护士 介绍环境、设施 介绍住院注意事项 □ 疾病宣教 宣教疾病知识 护士与患者沟通 □ 术前宣教 术前准备及手术过程 告知准备物品、洗澡 告知术后饮食、活动及探视注意事项	□ 术后当日宣教 告知体位要求， 告知饮食要求 告知疼痛注意事项 告知术后紧急呼叫方式 给予患者及家属心理支持 再次明确探视陪伴须知 告知家属等候区位置	□ 术后宣教 告知体位要求、饮食要求 告知术后紧急呼叫方式 给予患者及家属心理支持 □ 出院宣教 复查时间 眼药使用方法与频率 活动休息 指导饮食 指导办理出院手续
护理处置	□ 核对患者，佩戴腕带 □ 卫生处置：剪指（趾）甲，更换病号服，洗头、沐浴 □ 协助医师完成术前检查化验 □ 协助完成眼科特殊检查：B超 □ 术前准备：剪眼毛、冲洗结膜囊	□ 送手术 摘除患者各种活动物品 核对患者资料及术中带药 填写手术交接单，签字确认 □ 接手术 核对患者及资料，签字确认	□ 办理出院手续 告知眼药作用及频率 告知复查时间 归还保存的物品
基础护理	□ 二级护理 晨晚间护理 患者安全管理	□ 二级护理 晨晚间护理 患者安全管理	□ 二级护理 晨晚间护理 患者安全管理
专科护理	□ 护理查体 □ 需要时，填写跌倒防范表 □ 需要时，请家属陪伴 □ 遵医嘱抗菌药滴眼液点术眼（4次/日） □ 心理护理	□ 遵医嘱完成相关检查 □ 遵医嘱抗菌药滴眼液点术眼（4次/日） 术前遵医嘱给予散瞳药滴眼 □ 心理护理	□ 病情观察，注意眼压变化 □ 遵医嘱抗菌药滴眼液点术眼（4次/日） □ 心理护理
重点医嘱	□ 详见医嘱执行单	□ 详见医嘱执行单	□ 详见医嘱执行单
病情变异记录	□ 无　□ 有，原因： 1. 2.	□ 无　□ 有，原因： 1. 2.	□ 无　□ 有，原因： 1. 2.
护士签名			

（三）患者表单

白内障囊外摘除联合人工晶状体植入术临床路径患者表单

适用对象：第一诊断为老年性白内障（ICD-10：H25.9）

行白内障囊外摘除联合人工晶状体植入术（ICD-9：13.59、13.71）

患者姓名：________性别：________年龄：________门诊号：________住院号：________

住院日期：_____年___月___日　出院日期：_____年___月___日　标准住院日：5~7天

时间	住院第1天	住院第2~3天（手术日）	住院第4~7天（术后）
医患配合	□ 配合询问病史、收集资料，请务必详细告知既往史、用药史、过敏史 □ 配合进行体格检查 □ 配合完善术前相关检查、化验，如采血、留尿、心电图 □ 配合完善眼科特殊检查 □ 患者及家属听取病情，手术谈话、术前签字 □ 有任何不适请告知医师	□ 配合术前检查 □ 听取麻醉师的术前访视 □ 配合术前准备、消毒铺巾 □ 配合医师手术 □ 术中回答医师询问 □ 有任何不适请告知医生	□ 配合术后检查：视力、眼压、裂隙灯、眼底镜 □ 配合评估手术效果 □ 配合术后处理、换药 □ 接受出院前指导 □ 知道复查程序 □ 获取出院诊断书 □ 预约复诊日期 □ 有任何不明白请问医生
护患配合	□ 配合测量体温、脉搏、呼吸、血压、体重 □ 配合完成入院护理评估（简单询问病史、过敏史、用药史） □ 接受入院宣教（环境介绍、病室规定、订餐制度、贵重物品保管、病房探视陪住管理制度等） □ 自行沐浴，头部清洁，剪指甲，剃须 □ 准备好必要用物，吸水管、纸巾等 □ 取下义齿、饰品等，贵重物品交家属保管 □ 有任何不适请告知护士	□ 清晨测量体温、脉搏、呼吸、 □ 配合手术室前核对，带药 □ 配合返回病房后核对，配合过病床，配合血压测量 □ 遵医嘱采取正确体位 □ 配合缓解疼痛 □ 执行探视及陪伴 □ 有任何不适请告知护士	□ 接受出院宣教 □ 办理出院手续 □ 获取出院带药 □ 知道眼药使用频率、方法和眼药保存注意事项 □ 知道特殊体位的时间 □ 知道复印病历方法 □ 清点收拾个人物品
饮食	□ 正常普食	□ 正常普食	□ 正常普食
排泄	□ 正常排尿便	□ 正常排尿便	□ 正常排尿便
活动	□ 正常活动	□ 正常活动	□ 正常活动

附：原表单（2011年版）

白内障囊外摘除联合人工晶状体植入术临床路径表单

适用对象：第一诊断为老年性白内障（ICD-10：H25.9）

行白内障囊外摘除联合人工晶状体植入术（ICD-9：13.59、13.71）

患者姓名：________性别：________年龄：________门诊号：________住院号：________

住院日期：_____年___月___日　出院日期：_____年___月___日　标准住院日：5~7天

时间	住院第1天
主要诊疗工作	□ 询问病史，完成体格检查及眼科专科的常规检查：视力（裸视和矫正视力）；眼压；冲洗泪道；散瞳后检查眼前节、晶体混浊程度及眼底检查 □ 住院医师书写病历 □ 上级医师查房，制订诊疗计划 □ 完成眼科特殊检查：显然验光，角膜曲率，眼A、B超，人工晶状体测算、角膜内皮检查等
重点医嘱	**长期医嘱：** □ 眼科二级护理常规 □ 饮食（普食/糖尿病饮食/其他） □ 手术眼点抗生素滴眼液 □ 针对全身病的常规用药 **临时医嘱：** □ 术前胸透、心电图、血尿常规、血糖、常规生化等检查（尽可能入院前完成检查） □ 冲洗泪道 □ 测眼压、裂隙灯、眼底检查 □ 显然验光 □ 角膜曲率，眼A、B超，人工晶状体生物测量 □ 角膜内皮检查（必要时）
主要护理工作	□ 病区环境介绍，指导患者尽快适应病区环境 □ 入院护理评估、介绍责任护士、护士长、主管医生 □ 医院相关制度介绍 □ 执行长短期医嘱、生命体征监测 □ 饮食宣教，指导患者进食易消化吸收食物及多食用富含维生素的水果、蔬菜 □ 生活护理：①指导患者全身清洁（包括洗澡、洗头、剪指甲）；②告知患者保持大便通畅，有利于术后伤口修复 □ 介绍相关疾病的护理知识 □ 介绍相关检查、治疗、用药等护理中应注意的问题 □ 完成入院第一天交班报告
病情变异记录	□ 无　□ 有，原因： 1. 2.
护士签名	
医师签名	

时间	住院第 2~3 天（手术日）
主要诊疗工作	□ 继续完成眼科特殊检查 □ 上级医师查房，完善术前评估 □ 完成术前小结、术前讨论 □ 签署手术知情同意书、高风险协议书、自费用品协议书 □ 行白内障囊外摘除人工晶状体植入术，术者完成手术记录 □ 住院医师完成术后病程 □ 上级医师术后查房，向患者及家属交代病情及术后注意事项
重点医嘱	**长期医嘱（术后）：** □ 眼科二级护理常规 □ 饮食（普食/糖尿病饮食/其他） □ 抗生素、糖皮质激素滴眼液、膏 □ 非甾体类滴眼液（必要时） □ 角膜营养滴眼液（必要时） □ 口服抗生素（必要时） □ 降眼压药物（必要时） □ 止血药（必要时） □ 眼压 qd □ 裂隙灯 qd/bid □ 换药（术眼清洁）qd **临时医嘱：** □ 局麻或心电监测下白内障囊外摘除联合人工晶状体植入术 □ 术前 1 小时快速散瞳剂点术眼 4~6 次 □ 术前半小时广谱抗生素静脉滴入（必要时） □ 术前半小时止血剂、镇静剂肌内注射（必要时） □ 酌情全身使用降眼压药
主要护理工作	□ 执行长短期医嘱、生命体征监测 □ 健康宣教：术前、术中注意事项 □ 完成术前交班报告 □ 执行术后长短期医嘱、生命体征监测 □ 健康宣教：告之患者白内障囊外摘除联合人工晶状体植入术的术后注意事项 □ 术后心理与生活护理 □ 完成手术当日交班报告 □ 观察动态病情变化，及时与医生沟通，执行医嘱
病情变异记录	□ 无　□ 有，原因： 1. 2.
护士签名	
医师签名	

时间	住院第 5~7 天（出院日）
主要诊疗工作	□ 上级医师查房 □ 观察视力、眼压、裂隙灯下观察角膜清晰度、前节反应、人工晶状体位置等 □ 术中如有后囊破裂等并发症，需重点观察人工晶状体位置 □ 评估术后视力、角膜、眼前节等恢复情况 □ 住院医师完成术后病程记录、出院小结、出院带药、出院证明 □ 上级医师决定出院时间 □ 向患者告知出院后促进术眼恢复的相关注意事项
重点医嘱	**长期医嘱（术后）：** □ 眼科术后二级护理常规 □ 饮食（普食/糖尿病饮食/其他） □ 抗生素、糖皮质激素滴眼液、膏 □ 非甾体类滴眼液（必要时） □ 角膜营养滴眼液（必要时） □ 散瞳剂（必要时） □ 降眼压药物（必要时） □ 止血药（必要时） □ 眼压 qd □ 裂隙灯 qd/bid □ 换药（术眼清洁）qd **临时医嘱：** □ 间接检眼镜检查 □ 显然验光 □ 出院医嘱：抗生素、糖皮质激素滴眼液（抗生素、糖皮质激素滴眼液每周递减，用至术后一个月停药），非甾体类滴眼液、角膜营养药，降眼压药物（必要时），定期门诊复查
主要护理工作	□ 执行术后长短期医嘱、生命体征监测、观察术眼情况 □ 健康宣教：告知患者术后及出院后相关注意事项 □ 术后心理与生活护理 □ 进行出院指导：生活指导、饮食指导、用药指导
病情变异记录	□ 无 □ 有，原因： 1. 2.
护士签名	
医师签名	

第七章 急性虹膜睫状体炎临床路径释义

一、急性虹膜睫状体炎编码

疾病名称及编码：急性虹膜睫状体炎：（ICD-10 H20.0）

二、临床路径检索方法

H20.0

三、急性虹膜睫状体炎临床路径标准住院流程

（一）适用对象

急性虹膜睫状体炎（ICD-10：H20.004），特别是伴有前房纤维素性渗出或前房积脓的重症患者。

释义

■ 急性虹膜睫状体炎（acute iridocyclitis）是前葡萄膜炎的一种，主要累及虹膜和睫状体，炎症反应部位主要在前房和前部玻璃体。

■ 本路径的适用对象包括临床上所见的特发性急性虹膜睫状体炎以及系统性疾病（如强直性脊椎炎、银屑病性关节炎、Reiter综合征和炎症性肠道疾病等）所伴发的急性前葡萄膜炎。

（二）诊断依据

根据《临床诊疗指南·眼科学分册》（中华医学会编著，2006）。

1. 症状：眼红、眼痛、畏光、流泪、视物模糊或视力下降。

2. 体征：球结膜睫状充血或混合充血，大量灰白色尘状角膜后沉着物（KP），前房闪辉，房水炎症细胞，前房纤维素性渗出，前房积脓，瞳孔缩小或不规则，虹膜后粘连，少数患者出现反应性视盘水肿或黄斑水肿。

释义

■ 根据病因急性虹膜睫状体炎可以分为感染性和非感染性两大类，前者包括各种微生物所致的感染，后者包括特发性、自身免疫性、风湿性疾病所伴发的葡萄膜炎等。两者在治疗方案上存在很大差异，因此，在做出诊断时应完善相应的病原学检查，排除感染性因素所致的急性虹膜睫状体炎。

■ 详细的病史询问对急性虹膜睫状体炎的类型判断、治疗和预后判断均有重要意义，应注

意询问骶髂关节疼痛、关节红肿、尿道炎、消化道异常、银屑病以及皮肤病变等，以确定是否伴有强直性脊柱炎等系统性疾病。

■ 一些急性虹膜睫状体炎患者可以伴有反应性视盘水肿、反应性黄斑囊样水肿，这些患者仍适用这一路径。中间葡萄膜炎和部分后葡萄膜炎可以表现出一定程度的前房反应，如灰白色尘状或羊脂状角膜后沉着物（KP）、前房闪辉、房水炎症细胞等，应注意详细检查，加以区别，避免误诊。此外，全葡萄膜炎也有前葡萄膜炎类似的前房反应，不应将全葡萄膜炎纳入。

（三）治疗方案的选择

根据《临床诊疗指南·眼科学分册》（中华医学会编著，人民卫生出版社，2007）。

1. 抗炎：皮质激素滴眼液滴眼。
2. 散瞳：拉开和预防虹膜后粘连，滴用睫状肌麻痹剂。
3. 对于出现反应性视盘水肿或黄斑水肿者，可短期给予皮质激素口服治疗。

释义

急性虹膜睫状体炎的治疗原则：第一个原则是立即扩瞳以防虹膜后粘连的发生，入院后即刻给予散瞳治疗，散瞳药物的选择应根据前房炎症程度、是否存在虹膜后粘连、虹膜后粘连的程度等来判断；第二个原则是迅速抗炎治疗以防止眼组织破坏，预防并发症的发生，抗炎药物选择时应根据前房炎症程度和是否出现反应性视盘水肿或黄斑水肿来判断，单纯前房炎症反应可局部抗炎治疗，伴有反应性视盘水肿或黄斑水肿时可短期给予糖皮质激素口服或静脉用药。局部抗炎治疗药物的频次也应根据前房炎症反应的程度改变。

（四）标准住院日为5~7天

释义

■ 视患者炎症消退情况，如果条件允许，住院时间可以低于上述住院天数。

（五）进入临床路径标准

1. 第一诊断必须符合ICD-10：H20.004急性虹膜睫状体炎疾病编码，特别是伴有威胁视功能的体征，如：前房纤维素性渗出，前房积脓，新出现的广泛虹膜后粘连，反应性视盘水肿或黄斑水肿。

2. 若患者同时具有其他疾病诊断，但在住院期间不需要特殊处理，也不影响第一诊断的临床路径流程实施，可以进入临床路径。

释义

■ 患者同时具有其他疾病影响第一诊断的临床路径流程实施时均不适合进入临床路径。

■ 系统性疾病伴有的急性虹膜睫状体炎症，需要全身治疗时不适合进入临床路径。

■ 感染性急性虹膜睫状体炎不适合进入临床路径。

（六）住院期间检查项目

1. 眼部检查：视力、眼压、裂隙灯检查、眼底检查。

2. 辅助检查：不是所有患者均需要做辅助检查，根据眼部炎症及视功能情况，可选择眼底光学相干断层扫描（OCT）、UBM、眼部B超、眼底荧光血管造影。

3. 全身检查：HLA-B27、ESR、CRP、RPR、ANA；对于需要短期应用口服皮质激素者，应该查血常规、肝肾功能、X线胸片。对于拟诊强直性脊柱炎者，可以做骶髂关节X线片或CT。

释义

■ 部分检查可以在门诊完成。

■ 为排除感染性急性前葡萄膜炎，部分疑似患者应根据情况完善梅毒、结核的相关检查，如梅毒血清学检查、X线胸片等。

■ 对于拟诊强直性脊柱炎者，可以做骶髂关节X线片、MRI或CT。

■ 根据病情部分检查可以不进行。

（七）治疗方案与药物选择

1. 抗炎：应用皮质激素。

（1）1%醋酸泼尼松龙滴眼液：根据炎症情况，可以q1h或q2h滴眼。

（2）曲安奈德或地塞米松结膜下注射：适用于前房大量纤维素性渗出患者，且既往眼表滴用皮质激素无眼压升高病史。

（3）周身应用皮质激素：急性虹膜睫状体炎一般不需要周身应用皮质激素。但是，若出现反应性视盘水肿或黄斑水肿，可以口服泼尼松30~40mg/d，一般不超过2周。

（4）非甾体类抗炎药滴眼液的应用：可用于辅助抗炎，常用药物为双氯芬酸钠滴眼液或普拉洛芬滴眼液，但是要注意多种药物眼表应用的角膜毒性。

2. 散瞳

（1）1%阿托品凝胶滴眼：2~3次/日，适用于发病初期和严重炎症，特别是伴有前房纤维素性渗出、前房积脓或出现虹膜后粘连者。

（2）强力散瞳剂结膜下注射：适用于新鲜的但难以用1%阿托品滴眼拉开的虹膜后粘连，1%阿托品、1%可卡因、0.1%肾上腺素等量混合，取0.1~0.2ml结膜下注射。

（3）复方托吡卡胺滴眼：适用于患者眼痛、畏光症状明显好转、前房纤维素性渗出或积脓基本吸收、虹膜后粘连已经被拉开者。

（八）出院标准

1. 患者眼痛、畏光等眼部刺激症状好转。
2. 前房炎症得到控制，前房纤维素性渗出或前房积脓基本吸收。
3. 新出现的虹膜后粘连已经被拉开。

释义

■ 如果出现并发症，是否需要继续住院治疗，由主管医师具体决定。

（九）变异及原因分析

1. 全葡萄膜炎，需要长期周身应用皮质激素/免疫抑制剂。
2. 感染性葡萄膜炎。
3. 伴有全身疾病且需要周身药物治疗者。

释义

■ 微小变异：因为医院检验项目的及时性，不能按照要求完成检查；因节假日不能按照要求完成检查；患者不愿意配合完后相应检查，短期不能按照要求出院随诊。

■ 重大变异：患者病情演变，需要进一步诊断和治疗；患者系统性疾病需要全身药物治疗或使用免疫抑制剂等；患者确诊为中间葡萄膜炎或全葡萄膜炎，需要长期周身应用糖皮质激素/免疫抑制剂；不愿意按照要求出院随诊而导致入院时间明显延长。

四、急性虹膜睫状体炎临床路径给药方案

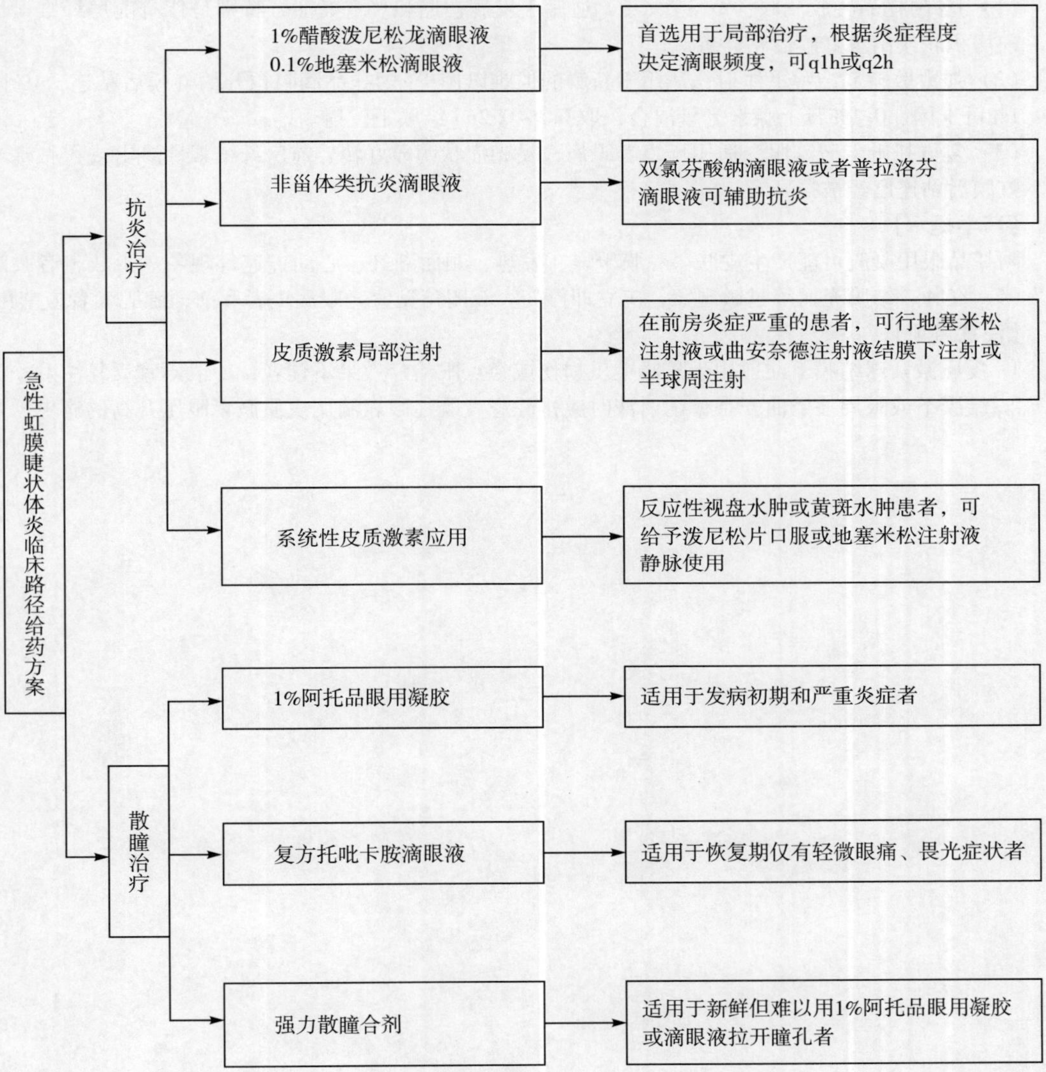

【用药选择】

1. 抗炎药物的选择

（1）1%醋酸泼尼松龙滴眼液或 0.1%地塞米松滴眼液：根据炎症情况，可以每 1 小时 1 次或每 2 小时 1 次滴眼。

（2）曲安西龙或地塞米松结膜下注射：适用于前房大量纤维素性渗出患者，且既往眼表滴用皮质激素无眼压升高病史。

（3）周身应用皮质激素：急性虹膜睫状体炎一般不需要周身应用皮质激素。但是，若出现反应性视盘水肿或黄斑水肿，可以口服泼尼松 30~40mg/d，一般不超过 2 周。

（4）非甾体类抗炎药滴眼液的应用：可用于辅助抗炎，常用药物为双氯芬酸钠滴眼液或普拉洛芬滴眼液，但是要注意多种药物眼表应用的角膜毒性。

2. 散瞳药物的选择

（1）1%阿托品凝胶滴眼：2~3 次/日，适用于发病初期和严重炎症，特别是伴有前房纤维素性渗出、前房积脓或出现虹膜后粘连者。

（2）强力散瞳剂结膜下注射：适用于新鲜的但难以用 1%阿托品滴眼拉开的虹膜后粘连，1%阿托品、1%可卡因、0.1%肾上腺素等量混合，取 0.1~0.2ml 结膜下注射。

（3）复方托吡卡胺滴眼：适用于患者眼痛、畏光症状明显好转、前房纤维素性渗出或积脓基本吸收、虹膜后粘连已经被拉开者。

【药学提示】

阿托品眼用凝胶可能产生皮肤、黏膜干燥、发热、颜面潮红、心动过速等现象。少数患者眼睑出现发痒、红肿、结膜充血等过敏现象，应立即停药。有闭角型青光眼病史者和前列腺肥大者应禁用。

【注意事项】

1. 皮质激素球结膜下注射用于角膜上皮损伤或经点眼治疗效果不佳者，一般不宜反复注射。
2. 结膜下或眼周注射曲安奈德注射液时应排除患者既往眼表滴用皮质激素眼压升高的病史。

五、推荐表单

（一）医师表单

急性虹膜睫状体炎临床路径医师表单（适用于重症患者）

适用对象：第一诊断为急性虹膜睫状体炎（ICD-10：H20.004）

患者姓名：______性别：______年龄：______门诊号：______住院号：______

住院日期：____年___月___日　出院日期：____年___月___日　标准住院日：5~7 天

日期	住院第 1~3 天	住院第 4~7 天
主要诊疗工作	□ 询问病史，完成体格检查及眼科专科的常规检查，视力（裸视和矫正视力）、眼压、散瞳眼前节、晶体、玻璃体、眼底检查 □ 住院医师书写病历 □ 完善相关实验室检查 □ 上级医师查房，指导诊疗计划 □ 观察前房炎症消退情况、虹膜粘连及瞳孔散大情况 □ 上级医师查房，给予进一步治疗意见 □ 追踪检查结果，若有异常，行相关疾病的辅助检查，必要时请相关科室会诊 □ 住院医师完成病程记录	□ 上级医师查房 □ 检查视力、眼压，裂隙灯下观察前房炎症消退情况、虹膜粘连及瞳孔散大情况 □ 检查眼底 □ 若视力不佳、眼底黄斑中心凹光反射不清，行 OCT 检查，必要时行 FA 检查 □ 住院医师完成病程记录 □ 上级医师查房，评估患者是否可以出院、决定出院时间 □ 住院医师完成病程记录、出院小结、出院带药、出院证明 □ 向患者告知出院后遵医嘱用药，按时复查
重点医嘱	**长期医嘱：** □ 眼科二级护理常规 □ 饮食（普食/糖尿病饮食/其他） □ 1%醋酸泼尼松龙滴眼：q1h 或 q2h □ 1%阿托品凝胶滴眼：bid 或 tid □ 角膜上皮保护剂滴眼（必要时） **临时医嘱：** □ 测眼压、裂隙灯、眼底 □ 血常规、HLA-B27、ESR、CRP、RPR □ 强力散瞳剂结膜下注射（必要时） □ 地塞米松或曲安奈德结膜下注射（必要时）	**长期医嘱：** □ 眼科二级护理常规 □ 饮食（普食/糖尿病饮食/其他） □ 复方托吡卡胺滴眼：bid 或 tid □ 1%醋酸泼尼松龙滴眼：q2h □ 1%阿托品凝胶滴眼：bid 或 tid □ 非甾体类滴眼液 □ 角膜上皮保护剂滴眼（必要时） □ 泼尼松口服（必要时） **临时医嘱：** □ 测视力、眼压、裂隙灯、眼底 □ 散瞳验光 □ OCT（必要时） □ FA（必要时） □ 检查肝肾功能、血糖、X 线胸片（必要时） **出院医嘱：** □ 1%醋酸泼尼松龙滴眼：6~8 次/日，逐渐减量 □ 非甾体类滴眼液滴眼：4 次/日 □ 复方托吡卡胺滴眼：2 次/日 □ 角膜上皮保护剂滴眼（必要时） □ 泼尼松口服，按医嘱减量（必要时） □ 门诊复查
病情变异记录	□ 无　□ 有，原因： 1. 2.	□ 无　□ 有，原因： 1. 2.
医师签名		

（二）护士表单

急性虹膜睫状体炎临床路径护士表单（适用于重症患者）

适用对象：**第一诊断为**急性虹膜睫状体炎（ICD-10：H20.004）

患者姓名：________性别：________年龄：________门诊号：________住院号：________

住院日期：_____年___月___日　出院日期：_____年___月___日　标准住院日：5~7 天

时间	住院第 1~2 天	住院第 3~5 天	住院第 6~7 天
健康宣教	□ 介绍主管医生、护士 □ 介绍环境、设施 □ 介绍住院注意事项 □ 向患者宣教戒烟、戒酒的重要性，及减少二手烟的吸入 □ 滴眼液、眼膏治疗方法宣教	□ 指导患者正确使用滴眼液和眼膏 □ 主管护士与患者沟通，了解并指导心理应对 □ 宣教疾病知识、用药知识及特殊检查操作过程	□ 康复和锻炼 □ 定时复查 □ 出院带药服用方法 □ 饮食休息等注意事项指导
护理处置	□ 核对患者、佩戴腕带 □ 建立入院护理病历 □ 卫生处置：剪指甲、沐浴、更换病号服	□ 随时观察患者病情变化 □ 协助医生完成各项检查化验	□ 办理出院手续 □ 书写出院小结
基础护理	□ 二级护理 □ 晨晚间护理 □ 患者安全管理	□ 二级护理 □ 晨晚间护理 □ 患者安全管理	□ 二级护理 □ 晨晚间护理 □ 患者安全管理
专科护理	□ 护理查体 □ 填写跌倒防范表（必要时） □ 需要时请家属陪伴 □ 心理护理	□ 护理查体 □ 协助患者滴眼液、眼膏治疗 □ 遵医嘱完成相关检查 □ 遵医嘱正确给药 □ 心理护理 □ 提供并发症征象的依据	
重点医嘱	□ 详见医嘱执行单	□ 详见医嘱执行单	□ 详见医嘱执行单
病情变异记录	□ 无　□ 有，原因： 1. 2.	□ 无　□ 有，原因： 1. 2.	□ 无　□ 有，原因： 1. 2.
护士签名			

（三）患者表单

急性虹膜睫状体炎临床路径患者表单（适用于重症患者）

适用对象：**第一诊断为**急性虹膜睫状体炎（ICD-10：H20.004）

患者姓名：________性别：________年龄：________门诊号：________住院号：________

住院日期：_____年___月___日　出院日期：_____年___月___日　标准住院日：5~7 天

时间	入院当日	住院第 2~5 天	住院第 6~7 天
医患配合	□ 配合询问病史、收集资料，请务必详细告知既往史、用药史、过敏史 □ 配合进行体格检查 □ 有任何不适告知医师	□ 配合完善相关检查、化验，如采血、留尿、心电图、X 线胸片等 □ 医向患者及家属介绍病情，如有异常检查结果需进一步检查 □ 配合用药及治疗 □ 配合医师调整用药 □ 有任何不适告知医生	□ 接受出院前指导 □ 知道复查程序 □ 获取出院诊断书
护患配合	□ 配合测量体温、脉搏、呼吸、血压、体重 □ 配合完成入院护理评估单（简单询问病史、过敏史、用药史） □ 接受入院宣教（环境介绍、病室规定、订餐制度、贵重物品保管等） □ 有任何不适告知护士	□ 配合测量体温、脉搏、呼吸，询问每日排便情况 □ 接受相关化验检查宣教，正确留取标本，配合检查 □ 有任何不适告知护士 □ 接受输液、服药治疗 □ 注意活动安全，避免跌倒 □ 配合执行探视及陪伴 □ 接受疾病及用药等相关知识指导	□ 接受出院宣教 □ 办理出院手续 □ 获取出院带药 □ 指导服药方法、作用、注意事项 □ 知道复印病历方法
饮食	□ 正常普食	□ 正常普食	□ 正常普食
排泄	□ 正常排尿便	□ 正常排尿便	□ 正常排尿便
活动	□ 适量活动	□ 适量活动	□ 适量活动

附：原表单（2011 年版）

急性虹膜睫状体炎临床路径表单（适用于重症患者）

适用对象：**第一诊断为**急性虹膜睫状体炎（ICD-10：H20.004）

患者姓名：________性别：________年龄：________门诊号：________住院号：________

住院日期：_____年___月___日　出院日期：_____年___月___日　标准住院日：5~7 天

时间	住院第 1 天
主要诊疗工作	□ 询问病史，完成体格检查及眼科专科的常规检查，视力（裸视和矫正视力）、眼压、散瞳眼前节、晶状体、玻璃体、眼底检查 □ 住院医师书写病历 □ 完善相关实验室检查 □ 上级医师查房，指导诊疗计划
重点医嘱	**长期医嘱：** □ 眼科二级护理常规 □ 饮食（普食/糖尿病饮食/其他） □ 1%醋酸泼尼松龙滴眼：q1h 或 q2h □ 1%阿托品凝胶滴眼：bid 或 tid **临时医嘱：** □ 测眼压、裂隙灯、眼底 □ 血常规、HLA-B27、ESR、CRP、RPR
主要护理工作	□ 病区环境介绍，指导患者尽快适应病区环境 □ 入院护理评估，介绍责任护士、护士长、主管医生 □ 医院相关制度介绍 □ 执行长短期医嘱、生命体征监测 □ 饮食宣教，指导患者进食易消化吸收食物及多食用富含维生素的水果、蔬菜 □ 介绍有关疾病的护理知识 □ 介绍相关治疗、检查、用药等护理中应注意的问题 □ 完成入院第一天交班报告
病情变异记录	□ 无　□ 有，原因： 1. 2.
护士签名	
医师签名	

时间	住院第 2~3 天
主要诊疗工作	□ 观察前房炎症消退情况、虹膜粘连及瞳孔散大情况 □ 上级医师查房，给予进一步治疗意见，如结膜下注射强力散瞳剂和（或）糖皮质激素 □ 追踪血液检查结果，若有异常，行相关疾病的辅助检查，必要时请相关科室会诊 □ 住院医师完成病程记录
重点医嘱	**长期医嘱：** □ 眼科二级护理常规 □ 饮食（普食/糖尿病饮食/其他） □ 1%醋酸泼尼松龙滴眼：q1h 或 q2h □ 1%阿托品凝胶滴眼：bid 或 tid □ 角膜上皮保护剂滴眼（必要时） **临时医嘱：** □ 强力散瞳剂结膜下注射（必要时） □ 地塞米松或曲安奈德结膜下注射（必要时）
主要护理工作	□ 执行长短期医嘱、生命体征监测 □ 健康宣教 □ 观察动态病情变化，及时与医生沟通，执行医嘱
病情变异记录	□ 无　□ 有，原因： 1. 2.
护士签名	
医师签名	

日期	住院第4~5天
主要诊疗工作	□ 上级医师查房 □ 检查视力、眼压，裂隙灯下观察前房炎症消退情况、虹膜粘连及瞳孔散大情况 □ 检查眼底 □ 若视力不佳、眼底黄斑中心凹光反射不清，行OCT检查，必要时行FA检查 □ 若发现黄斑水肿，行肝肾功能、血糖、X线胸片检查后，口服泼尼松30~40mg/d □ 住院医师完成病程记录
重点医嘱	**长期医嘱：** □ 眼科二级护理常规 □ 饮食（普食/糖尿病饮食/其他） □ 1%醋酸泼尼松龙滴眼：q2h □ 1%阿托品凝胶滴眼：bid或tid □ 非甾体类滴眼液 □ 角膜上皮保护剂滴眼（必要时） □ 泼尼松口服（必要时） **临时医嘱：** □ 测视力、眼压、裂隙灯、眼底 □ 散瞳验光 □ OCT（必要时） □ FFA（必要时） □ 检查肝肾功能、血糖、X线胸片（必要时）
主要护理工作	□ 执行长短期医嘱、生命体征监测 □ 观察动态病情变化，及时与医生沟通，执行医嘱
病情变异记录	□ 无　□ 有，原因： 1. 2.
护士签名	
医师签名	

时间	住院第 6~7 天 （出院日）
主要诊疗工作	□ 检查视力、眼压，裂隙灯下观察前房炎症消退情况、虹膜粘连及瞳孔散大情况 □ 检查眼底 □ 上级医师查房，评估患者是否可以出院 □ 住院医师完成病程记录、出院小结、出院带药、出院证明 □ 决定出院时间 □ 向患者告知出院后遵医嘱用药，按时复查
重点医嘱	**长期医嘱：** □ 眼科二级护理常规 □ 饮食（普食/糖尿病饮食/其他） □ 1%醋酸泼尼松龙滴眼：q2h □ 复方托吡卡胺滴眼：bid 或 tid □ 非甾体类滴眼液 □ 角膜上皮保护剂滴眼（必要时） □ 泼尼松口服（必要时） **临时医嘱：** □ 测视力、眼压、裂隙灯、眼底 **出院医嘱：** □ 1%醋酸泼尼松龙滴眼：6~8 次/天，逐渐减量 □ 非甾体类眼水滴眼：4 次/天 □ 复方托吡卡胺滴眼：2 次/天 □ 角膜上皮保护剂滴眼（必要时） □ 泼尼松口服，按医嘱减量（必要时） □ 门诊复查
主要护理工作	□ 执行长短期医嘱、生命体征监测 □ 健康宣教：出院注意事项
病情变异记录	□ 无 □ 有，原因： 1. 2.
护士签名	
医师签名	

第八章 角膜白斑穿透角膜移植术临床路径释义

一、角膜白斑穿透性角膜移植术编码

疾病名称及编码：角膜白斑（ICD-10：H17.8）

手术操作名称及编码：（ICD-9-CM-3：11.64）

二、临床路径检索方法

H17.8 伴 11.64

三、角膜白斑穿透角膜移植术临床路径标准住院流程

（一）适用对象

第一诊断为角膜白斑（ICD-10：H17.801）。

行穿透角膜移植术（ICD-9：11.64）。

释义

■ 角膜白斑是指角膜混浊致密呈白色，不能透见虹膜者。

■ 穿透角膜移植术是指同种异体角膜移植手术技术，是用透明的角膜植片置换混浊的角膜组织，以达到增视、治疗角膜疾病或改善外观的美容性手术。

（二）诊断依据

根据《临床诊疗指南·眼科学分册》（中华医学会编著，人民卫生出版社，2007）。

1. 症状：严重视力障碍。
2. 体征：瞳孔区角膜白色混浊。

释义

■ 根据角膜瘢痕的严重程度，临床可分为角膜云翳、角膜斑翳和角膜白斑。浅层的瘢痕性混浊薄如云雾状，通过混浊部分仍能看清后面虹膜纹理者称角膜云翳；混浊较厚略呈灰白色，但仍隐约可透见虹膜者称角膜斑翳；混浊很厚呈白色，不能透见虹膜者称角膜白斑；瘢痕组织与虹膜粘连者，称粘连性角膜白斑。

（三）选择治疗方案的依据

根据《临床诊疗指南·眼科学分册》（中华医学会编著，人民卫生出版社，2007）。

行穿透角膜移植术（ICD-9：11.64）。

释义

■ 角膜移植手术前要仔细检查判断是否为角膜全层混浊，行眼前节 OCT 检查，用于观察角膜局部病变的深度、范围大小以及疗效评估等，作为选择手术方式的依据，如浅层病变可以行准分子光性治疗性角膜切除术（phototherapeutic keratectomy，PTK）治疗，深层病变可以考虑行板层角膜移植术，全层病变可以行穿透角膜移植术。

（四）标准住院日为 5~10 天

释义

■ 如果患者条件允许，住院时间可以低于上述住院天数。

（五）进入临床路径标准

1. 第一诊断必须符合 ICD-10：H17.801 角膜白斑疾病编码。

2. 当患者同时具有其他疾病诊断，但在住院期间不需要特殊处理，也不影响第一诊断的临床路径流程实施时，可以进入临床路径。

释义

■ 患者同时具有其他疾病会影响第一诊断的临床路径流程实施时，均不适合进入临床路径。

（六）明确诊断及入院常规检查 3~5 天

1. 必需的检查项目

（1）手术前全身常规检查：①血常规、尿常规；②肝肾功能、电解质、凝血功能、免疫四项；③X 线胸片、心电图。

（2）专科检查：视力、眼压、泪道冲洗、裂隙灯及检眼镜检查。

2. 根据患者病情可选择的检查项目

（1）眼 A、B 超声检查。

（2）眼科超声生物显微镜（UBM）检查。

（七）手术前准备 1~3 天

1. 术前 1~3 天患眼使用广谱抗生素滴眼液点眼。

2. 相关科室会诊，完善术前检查。

3. 手术当天术前使用缩瞳剂。

释义

■ 部分检查可以在门诊完成。

■ 如角膜白斑严重影响眼底观察，患眼可以不进行检眼镜检查。

■ 因角膜白斑，气流眼压计测量不准，应以指测眼压法或回弹式眼压计（Tono-Pen 眼压计）测量。

■ 如有慢性泪囊炎应先行治疗，治愈后再择期行角膜移植手术。独眼、二次手术或感染的高危人群等，术前应做结膜囊细菌培养，培养结果阴性者方可手术。

（八）手术日为入院第 1~4 天

1. 麻醉方式：局部麻醉，必要时行心电监测。

2. 手术中用材料：异体角膜、黏弹剂、平衡盐溶液、手术刀具（建议一次性刀具）、显微缝线。

3. 输血：无。

释义

■ 术前控制眶压及眼压是关系穿透角膜移植手术成败的关键因素之一，在患者全身状态允许的前提下，术前 1~2 小时静脉滴注复方甘露醇注射液 250ml，术前 2 小时口服醋甲唑胺 50mg。局部麻醉后应充分压迫降压、软化眼球，降低手术过程中暴发性脉络膜出血和眼内容脱出的风险。对于角膜穿孔或后弹力层膨出的患者，不能用力加压。

（九）术后处理

1. 术后应用皮质激素、抗生素以及抗排斥滴眼液点眼，应用促进角膜伤口愈合的滴眼液点眼。

2. 术后观察切口对合情况，植片及缝线是否在位及眼内情况变化，如术后出现并发症，应对症处理，同时注意眼压。

释义

■ 角膜移植手术属于清洁手术，但是因为术中置换角膜植片（异物植入），所以术后全身预防使用抗菌药物。

■ 术后用药原则：因为角膜移植术后主要用药是抗免疫排斥反应药物，但每个人的个体差异很大，即使在一个临床科室，也很难制定统一的用药规范，只能在一般用药的原则下，根据个体差异选择药物联合应用。

（十）出院标准

1. 一般情况良好。
2. 伤口对合好，前房形成，眼压正常。
3. 没有需要继续住院处理的并发症和（或）合并症。
4. 需全麻者不进入临床路径。

释义

■ 术后如出现并发症，需要继续住院处理，由主管医师具体决定。

（十一）变异及原因分析

治疗过程中出现伤口感染、愈合不良、伤口渗漏或其他合并症者，需进行相关的诊断和治疗，可适当延长住院时间。

释义

■ 微小变异：患者短期不愿出院随诊会导致住院时间延长。

■ 重大变异：出现因手术源性的并发症需要进一步治疗；医院与患者或家属发生医疗纠纷，患者要求离院或转院。

四、角膜白斑穿透角膜移植术临床路径给药方案

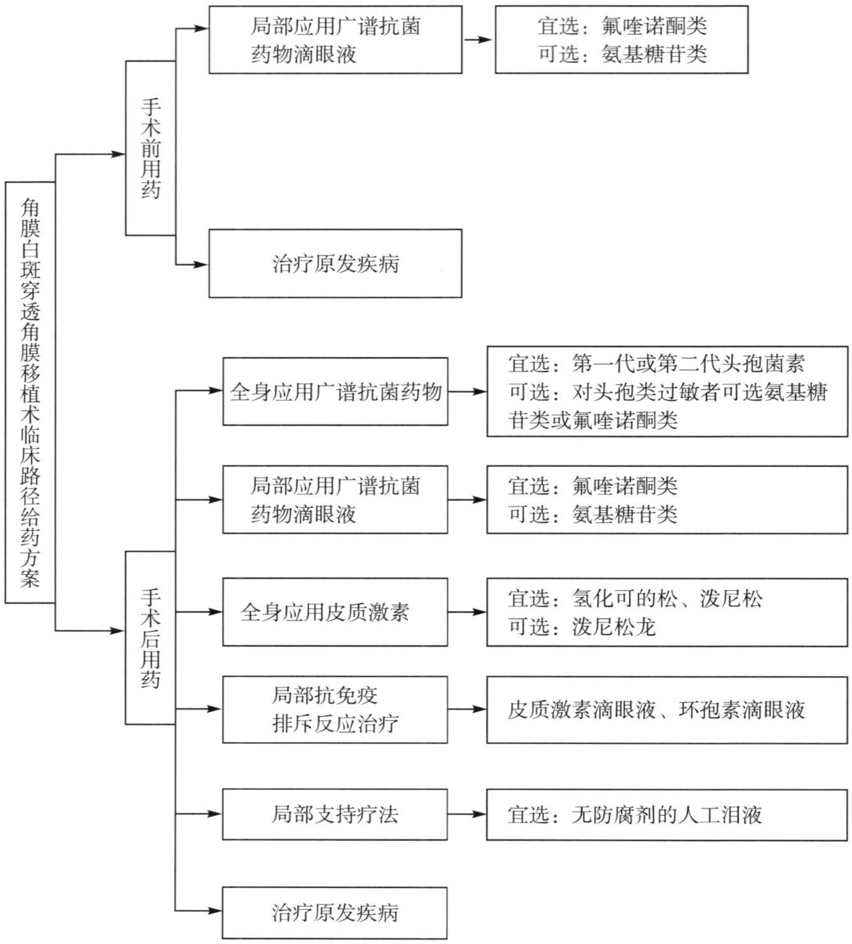

【用药选择】

1. 手术前局部应用广谱抗菌药物滴眼液和抗生素眼膏清洁结膜囊。独眼、二次手术或感染高危患者术前应做结膜囊细菌培养。

2. 对单纯疱疹病毒感染残留的角膜白斑，手术前、后全身或局部应用抗病毒药物预防手术后原发病复发。

【药学提示】

1. 抗病毒药物有潜在肝肾功能损害，全身应用抗病毒药物要监测肝肾功能变化。

2. 环孢素滴眼液可有局部充血和烧灼感，如刺激症状明显，应停药。

3. 局部应用皮质激素滴眼液应注意监测眼压变化。

【注意事项】

全身应用皮质激素要逐渐减量至停药，骤然停用不仅可出现反跳现象，使原来症状很快重新出现或加重，甚至还可出现恶心呕吐、低血糖、低血钠、低血氯、高血钾、心律不齐、低血压等撤药反应或撤药危象。

五、推荐表单

（一）医师表单

角膜白斑穿透角膜移植术临床路径医师表单

适用对象：**第一诊断为角膜白斑**（ICD-10：H17.801）

行穿透角膜移植术（ICD-9：11.64）

患者姓名：________性别：________年龄：________门诊号：________住院号：________

住院日期：_____年___月___日 出院日期：_____年___月___日 标准住院日：5~10天

时间	住院第1~4天	住院第2~5天 （手术日）
主要诊疗工作	□ 询问病史及体格检查 □ 眼科查体、完成病历书写 □ 进行病情初步评估 □ 上级医师查房，术前讨论，必要的相关科室会诊： □ 签署手术同意书 □ 确认眼库供体角膜质量	**住院期间：** □ 上级医师查房 □ 核查辅助检查的结果是否有异常 □ 住院医师书写病程记录 **手术：**
重点医嘱	**长期医嘱：** □ 眼科护理常规 □ 三级护理 □ 饮食（普食/糖尿病饮食） □ 抗菌药物滴眼液、抗生素眼膏点眼 **临时医嘱：** □ 血常规、尿常规、血压、心电图 □ 肝肾功能、生化全套、凝血功能、感染性疾病筛查等 □ 视力、眼压（Tono-Pen眼压计测量或指试）、泪道冲洗、裂隙灯显微镜检查、裂隙灯显微镜照像、检眼镜检查、光感和光定位检查（红、绿色觉检查）、眼轴、B型超声检查、眼前节OCT检查 □ 眼科超声生物显微镜（UBM）检查、视觉电生理检查（必要时） □ 结膜囊取样细菌培养（必要时） □ 手术医嘱：包括手术时间、麻醉方式、术者、术前用药等	**长期医嘱：** □ 术后护理常规 □ 二级护理 □ 饮食（普食/糖尿病饮食） □ 全身使用抗菌药物、皮质激素 □ 局部皮质激素滴眼液、抗菌药物滴眼液点眼 □ 止血药物（必要时） □ 其他医嘱
病情变异记录	□ 无 □ 有，原因： 1. 2.	□ 无 □ 有，原因： 1. 2.
医师签名		

时间	住院第 3~7 天 （术后 1~2 日）	住院第 5~10 天 （出院日）
主要诊疗工作	□ 上级医师查房 □ 每日局部换药，行裂隙灯显微镜、视力、眼压检查，评估角膜植片及切口情况 □ 完成病程记录	□ 上级医师查房，确定是否出院 □ 完成出院记录、病案首页、出院证明书等 □ 向患者及其家属交代出院后的注意事项、预约复诊时间
重点医嘱	**长期医嘱：** □ 局部应用糖皮质激素滴眼液、抗菌药物滴眼液点眼 □ 根据病情调整 □ 其他医嘱 **临时医嘱：** □ 根据眼压情况使用降眼压药物 □ 根据需要，复查有关检查	**出院医嘱：** □ 出院带药 □ 定期门诊随访，不适随诊 □ 其他医嘱
病情变异记录	□ 无 □ 有，原因： 1. 2.	□ 无 □ 有，原因： 1. 2.
医师签名		

（二）护士表单

角膜白斑穿透角膜移植术临床路径护士表单

适用对象：**第一诊断为角膜白斑（ICD-10：H17.801）**

行穿透角膜移植术（ICD-9：11.64）

患者姓名：________性别：________年龄：________门诊号：________住院号：________

住院日期：_____年___月___日 出院日期：_____年___月___日 标准住院日：5~10天

时间	住院第1~4天	住院第2~5天（围术期）	住院第3~10天
健康宣教	□ 介绍主管医师、责任护士 □ 介绍环境、设施 □ 介绍住院注意事项 □ 向患者宣教戒烟、戒酒的重要性，医院内禁止吸烟	□ 责任护士与患者沟通，了解并指导心理应对 □ 告知手术前后饮食、活动及探视注意事项及应对方式	□ 康复和锻炼 □ 饮食休息运动等事项指导 □ 正确指导患者出院用药 □ 遵医嘱定时复查
护理处置	□ 核对患者、佩戴腕带 □ 建立入院护理病历 □ 卫生处置：指导患者剪指甲、沐浴、更换病号服	□ 密切观察患者病情变化 □ 遵医嘱正确用药 □ 协助医师完善术前各项检查化验 □ 术前准备 □ 做好术后病情观察	□ 办理出院手续 □ 书写出院小结
基础护理	□ 三级护理 □ 晨晚间护理 □ 患者安全管理	□ 二级护理 □ 晚间护理 □ 患者安全管理	□ 二级护理 □ 晨晚间护理 □ 患者安全管理
专科护理	□ 指导患者正确点眼及用眼卫生 □ 宣教疾病知识、用药知识及特殊检查操作过程 □ 生命体征监测 □ 需要时填写跌倒及压疮防范表 □ 需要时请家属陪伴 □ 心理护理	□ 生命体征监测 □ 心理护理 □ 遵医嘱正确给药 □ 指导患者咳嗽及眼部病情不适观察	□ 生命体征监测 □ 正确执行医嘱，观察术眼病情变化 □ 术后心理和生活护理，告知患者避免眼部外伤
重点医嘱	□ 详见医嘱执行单	□ 详见医嘱执行单	□ 详见医嘱执行单
病情变异记录	□ 无 □ 有，原因： 1. 2.	□ 无 □ 有，原因： 1. 2.	□ 无 □ 有，原因： 1. 2.
护士签名			

（三）患者表单

角膜白斑穿透角膜移植术临床路径患者表单

适用对象：**第一诊断为**角膜白斑（ICD-10：H17.801）
行穿透角膜移植术（ICD-9：11.64）

患者姓名：________性别：________年龄：________门诊号：________住院号：________

住院日期：_____年___月___日　出院日期：_____年___月___日　标准住院日：5~10天

时间	入院1~4天	住院期间（第2~5天） 围术期	住院第5~10天 （出院日）
医患配合	□ 配合询问病史、收集资料，请务必详细告知既往史、用药史、过敏史 □ 配合进行体格和眼科检查 □ 配合完善相关检查 □ 有任何不适告知医师	□ 手术前了解手术及围术期相关治疗，缓解紧张情绪 □ 配合用药及治疗 □ 有任何不适告知医师	□ 接受出院前指导 □ 知道复查程序 □ 获取出院诊断书
护患配合	□ 配合测量体温、脉搏、呼吸、血压、血氧饱和度、体重 □ 配合完成入院护理评估单（简单询问病史、过敏史、用药史） □ 接受入院宣教（环境介绍、病室规定、订餐制度、贵重物品保管等） □ 有任何不适告知护士	□ 配合测量体温、脉搏、呼吸，询问每日排便情况 □ 接受相关化验检查宣教，正确留取标本，配合检查 □ 有任何不适告知护士 □ 接受疾病及用药等相关知识指导、接受输液、服药治疗 □ 注意活动安全，避免坠床或跌倒 □ 配合执行探视及陪伴制度	□ 接受出院宣教 □ 办理出院手续 □ 获取出院带药 □ 指导服药方法、作用、注意事项 □ 知道复印病历方法
饮食	□ 正常普食	□ 正常普食	□ 正常普食
排泄	□ 正常排尿便	□ 正常排尿便	□ 正常排尿便
活动	□ 适量活动	□ 适量活动	□ 适量活动

附：原表单（2011年版）

角膜白斑穿透角膜移植术临床路径表单

适用对象：**第一诊断为**角膜白斑（ICD-10：H17.801）

行穿透角膜移植术（ICD-9：11.64）

患者姓名：＿＿＿＿性别：＿＿＿＿年龄：＿＿＿＿门诊号：＿＿＿＿住院号：＿＿＿＿

住院日期：＿＿年＿＿月＿＿日 出院日期：＿＿年＿＿月＿＿日 标准住院日：5～10天

时间	住院第1～3天	住院第1～4天 （手术日）
主要诊疗工作	□ 询问病史及查体 □ 冲洗泪道 □ 必要的相关科室会诊 □ 上级医师查房，术前讨论 □ 签署手术同意书 □ 完成病历书写	□ 手术
重点医嘱	**长期医嘱：** □ 眼科护理常规 □ 三级护理 □ 饮食（普食/糖尿病饮食） □ 抗菌眼滴眼液点眼 □ 冲洗泪道 **临时医嘱：** □ 血常规、尿常规 □ 肝肾功能、电解质、凝血功能、免疫四项 □ X线胸片、心电图 □ 相关科室会诊 □ 其他医嘱	**长期医嘱：** □ 术后护理常规 □ 二级护理 □ 饮食（普食/糖尿病饮食） □ 术后糖皮质激素、抗生素滴眼液及促伤口修复滴眼液点眼 □ 全身使用抗菌药物 □ 止血药物（必要时） □ 其他医嘱 **临时医嘱：** □ 术前缩瞳 □ 术前肌注止血药物（必要时） □ 术后应用镇疼药物（必要时）
主要护理工作	□ 入院宣教（环境、规章制度、饮食、治疗、检查、用药、疾病护理等） □ 入院护理评估 □ 执行医嘱、生命体征监测	□ 执行医嘱、生命体征监测、观察术眼情况 □ 眼部护理 □ 术后心理与生活护理
病情变异记录	□ 无 □ 有，原因： 1. 2.	□ 无 □ 有，原因： 1. 2.
护士签名		
医师签名		

时间	住院第5~9天	住院第5~10天 （出院日）
主要诊疗工作	□ 上级医师查房 □ 评估角膜植片及切口情况 □ 完成病程记录	□ 上级医师查房，确定是否出院 □ 完成出院记录、病案首页、出院证明书等 □ 向患者及其家属交代出院后的注意事项
重点医嘱	**长期医嘱：** □ 糖皮质激素、抗菌、促伤口修复滴眼液点眼 □ 其他医嘱 **临时医嘱：** □ 根据眼压情况使用降眼压药物 □ 其他	**出院医嘱：** □ 出院带药 □ 定期门诊随访 □ 其他
主要护理工作	□ 执行医嘱、观察术眼情况 □ 健康宣教：疾病相关知识 □ 术后心理与生活护理	□ 执行医嘱 □ 出院指导：生活、饮食、用药等 □ 协助办理出院
病情变异记录	□ 无 □ 有，原因： 1. 2.	□ 无 □ 有，原因： 1. 2.
护士签名		
医师签名		

第九章　角膜裂伤临床路径释义

一、角膜裂伤编码

疾病名称及编码：角膜裂伤（ICD-10：S05.3）

手术操作名称及编码：角膜裂伤缝合术（ICD-9-CM-3：11.51）

二、临床路径检索方法

S05.3 伴 11.51

三、角膜裂伤临床路径标准住院流程

（一）适用对象

第一诊断为角膜全层裂伤（ICD-10：H05.302）。

行角膜裂伤缝合术（ICD-9-CM-3：11.51）。

释义

■ 角膜全层裂伤（corneal laceration）是指在机械性钝力、锐器刺入、切割造成的角膜的全层裂开，伴有或不伴有眼内损伤或组织脱出。在儿童多为玩耍时被刀、针、玩具、棍棒等伤及引起。可为角膜裂伤或角巩膜裂伤、规则裂伤或不规则裂伤、单纯裂伤或合并眼内容物脱出及嵌顿。

■ 行角膜裂伤缝合术：除眼外伤的一般处理原则外，角膜全层裂伤首要的是急诊清创缝合伤口。

（二）诊断依据

根据《临床诊疗指南·眼科学分册》（中华医学会编著，人民卫生出版社，2007）。

1. 眼部外伤史。
2. 症状：眼部刺激症状。
3. 体征：角膜全层裂伤伴前房形成不良。

释义

■ 外伤史：详细询问有关外伤的情况，如受伤时间、致伤物及其性质、距离、有无戴防护眼镜、有无锤击金属、伤后有无做任何处理、受伤前伤眼视力、过敏史等。

■ 症状：伤后有“热水”自眼内流出，伴疼痛、畏光、流泪，视力障碍。

■ 体征：检查则见角（巩）膜伤口，前房变浅或消失、眼内容物嵌顿等。

■ 需注意观察伤者生命体征及全身重要脏器有无异常。

（三）治疗方案的选择

根据《临床诊疗指南·眼科学分册》（中华医学会编著，人民卫生出版社，2007）。

行角膜裂伤缝合术（ICD-9-CM-3：11.51）。

释义

■ 手术适应证：

1. 各种形状，不伴有角膜组织大面积缺损的全层裂伤。
2. 不能固定的游离性板层裂伤。

■ 手术禁忌证：对合良好、前房完全形成、无虹膜嵌夹、角膜前面无显著屈光影响的短伤口可加压包扎，不必缝合。

（四）标准住院日为5~6天

释义

■ 如果患者条件允许，住院时间可以低于上述住院天数，也可以不住院。

（五）进入临床路径标准

1. 第一诊断符合ICD-10：H05.302角膜全层裂伤疾病编码。

2. 若患者同时具有其他疾病诊断，但在住院期间不需要特殊处理，也不影响第一诊断的临床路径流程实施，可以进入临床路径。

释义

■ 患者同时具有其他疾病影响第一诊断的临床路径流程实施时，均不适合进入临床路径。

（六）住院期间检查项目

1. 必需的检查项目：血常规、尿常规。

2. 根据患者病情可选择的检查项目

（1）眼眶X线片或CT。

（2）必要时加查X线胸片、心电图。

（3）必要时加查肝、肾常规，免疫四项，凝血功能。

释义

■ 眼部检查：

1. 检查视力。伤后视力的水平对预后判断具有重要意义，并且从法医学的角度看，准确的视力记录也是客观上的需要。如果在外伤时患者意识到其伤眼视力已严重降低，那么伤后未能恢复良好的视力也会较易接受客观现实，并能更好地配合医护人员的治疗。

2. 在查明眼球的完整性之前，尽量少给予表面用药进行检查。如果有眼睑裂伤、眼睑肿胀或曾应用过眼药膏，检查时可用两个眼睑拉钩仔细分开上下眼睑，避免眼药膏挤入伤口内及减少对眼球的压力，从而避免眼内容物脱出。如果用手指拉开眼睑，应使用靠眶缘的拉力，以避免压迫眼球。

3. 裂隙灯检查。只要病情许可，所有的角膜全层裂伤均要做裂隙灯检查，以便发现眼前段的损伤、角膜破裂的位置、前房的炎症或积血程度、前房的深度、瞳孔的变形及瞳孔缘的切迹、晶体的损伤或脱位的程度。

■ 部分检查可以在门诊完成，根据病情部分检查可以不进行。

（七）手术日为入院第 1 天

1. 手术前准备：肌注破伤风抗毒素，清洁结膜囊。
2. 行角膜裂伤缝合术。

释义

■ 术前准备：

1. 详细了解伤情，确定有无威胁生命的全身体征。
2. 如果怀疑有被异物穿透的角膜伤，应做眼眶正侧位 X 线片，以除外眼球内异物。
3. 禁止进行超声波、巩膜外加压及房角镜检查。
4. 注意有无泪道炎症。如有，则应做相应处理。
5. 服用抗菌药物预防感染。
6. 破伤风抗毒素 1500U 皮下注射，不应忽略。
7. 假如临床提示有眼眶或颅脑损伤，应拍摄 CT 排除。

■ 麻醉：

1. 眼球表面麻醉。
2. 球结膜下、球周或球后麻醉。
3. 儿童及不能配合的成年人可行全身麻醉。
4. 在小儿需全身麻醉手术者，常因已进食影响急症手术。对伤口较大、眼内容物脱出较多需紧急手术的患儿可给予洗胃以争取时间。

■ 手术原则：

1. 封闭眼球与外界相通状态，恢复眼球的密闭环境。
2. 尽可能地保存视功能。
3. 在最初修复手术中尽可能消除未来威胁眼球结构和视功能的潜在危险因素。

■ 操作方法及程序：

1. 局部用稀释抗菌药物溶液充分冲洗后，进行显微手术角膜伤口修复。

2. 角膜伤口的缝合质量直接关系到伤口愈合及术后视力的恢复，手术在显微镜下进行，清创伤口后探查清伤口形状、大小、位置。一般选用10-0的尼龙线铲针进行缝合。①角膜规则裂伤——伤口呈线形，缝合时距伤口两侧各1.5mm处进、出针，水肿者距离稍大些。进针时垂直角膜面，深达角膜的2/3~4/5，最后将线结转入基质内。要求对位准确，镊夹角膜时准、轻、稳，勿损伤角膜内皮，避免重复动作以减少损伤。如手术显微镜下有Placcido盘则在观测散光下调节缝线结扎松紧最佳。缝合后伤口应达水密并且无虹膜前粘或嵌顿；②不规则伤口——伤口呈星形、Y形或树枝状，则采取间断、连续、荷包、褥式等多种缝合方式相结合的方法，以达到闭合伤口、减少散光的目的。

3. 脱出虹膜的处理应依照伤后时间、受伤环境和显微镜下脱出虹膜的性状来决定取舍，尽可能保留。

4. 角膜缝合应达到水密程度，缝合完毕应立即用平衡盐液恢复前房深度。避免虹膜嵌夹伤口。

5. 直视可见的前房内异物应一并摘除。

■ 手术注意事项：

1. 微小的晶状体囊损伤和局限的晶状体浑浊可以不同时进行晶状体摘除，临床随诊。

2. 晶状体完全浑浊，尤其合并继发性青光眼者应另选角膜缘切口行白内障摘除。在不排除感染可能和玻璃体视网膜评价异常的情况下，不应行一期人工晶状体植入术。

3. 对于体积不确定且不可见的深部异物，不应经伤口用磁铁盲目吸引。

（八）术后用药

1. 防治感染：建议全身使用抗菌药物。眼部应用抗生素滴眼液，必要时使用皮质激素，非甾体药物滴眼液，1%阿托品眼膏。

2. 防治术后出血：必要时口服止血药物。

释义

■ 防治感染：

1. 眼内的无菌环境与外界相通，就有了感染的危险。细菌可以来自眼睑、睫毛或结膜囊原有的菌群，也可以随致伤物本身进入眼内，甚至因手术消毒不严或患者交叉感染而来。

2. 感染不明显，可立即应用广谱抗生素眼药水。如果怀疑或肯定合并眼内炎时，应术中取房水或玻璃体做培养，待找到致病菌后再行抗生素治疗，并根据药敏试验调整抗生素品种及剂量。

3. 对特殊人群中如糖尿病、营养不良及贫血等全身抵抗力下降的患者，需注意预防感染。

■ 术后处理：①保持瞳孔活动；②眼垫遮盖术眼；③术后局部和全身首选对革兰阳性和革兰阴性细菌（包括厌氧菌）均有效的广谱抗菌药物；④如有球结膜缝线，术后5天拆除。术后3个月或根据角膜散光情况拆角膜伤口缝线；⑤必要时给予镇静镇痛药物。

■ 防治术后出血：对于应用止血药物，目前尚无反对意见，但对选用何种止血药物，则因人因地而异。西药如氨基己酸、止血芳酸、止血环酸、安络血及注射用尖吻蝮蛇血凝酶，中药有云南白药、生地四物汤加田三七粉和通窍活血汤都有止血的功效。

（九）术后检查

1. 角膜伤口愈合情况、前房深度、眼压。

2. 眼部炎症反应情况，有无角膜后沉着物（KP），前房液闪光（Tyndall），前房内渗出物，出血、瞳孔有否粘连。

（十）出院标准

1. 角膜伤口闭合，前房形成。

2. 没有需要住院处理的并发症和（或）合并症。

释义

■ 如果出现并发症，是否需要继续住院处理，由主管医师具体决定。

（十一）变异及原因分析

1. 治疗中角膜伤口愈合延期，或因炎症反应加重或前房积血等合并症，进行相关的诊断和治疗，并适当延长住院时间。

2. 若眼部CT显示有明确眼内异物，合并眼内容物脱出、晶状体皮质外溢或术后炎症反应进行性加重，有眼内炎趋势，退出此途径，进入相关途径。

3. 需全麻时不进入临床路径。

释义

■ 微小变异：因为医院检验项目的及时性，不能按照要求完成检查；因为节假日不能按照要求完成检查；患者不愿配合完成相应检查，短期不愿按照要求出院随诊。

■ 重大变异：因基础疾病需要进一步诊断和治疗；因各种原因需要其他治疗措施；医院与患者或家属发生医疗纠纷，患者要求离院或转院；不愿按照要求出院随诊而导致入院时间明显延长。

四、角膜裂伤临床路径给药方案

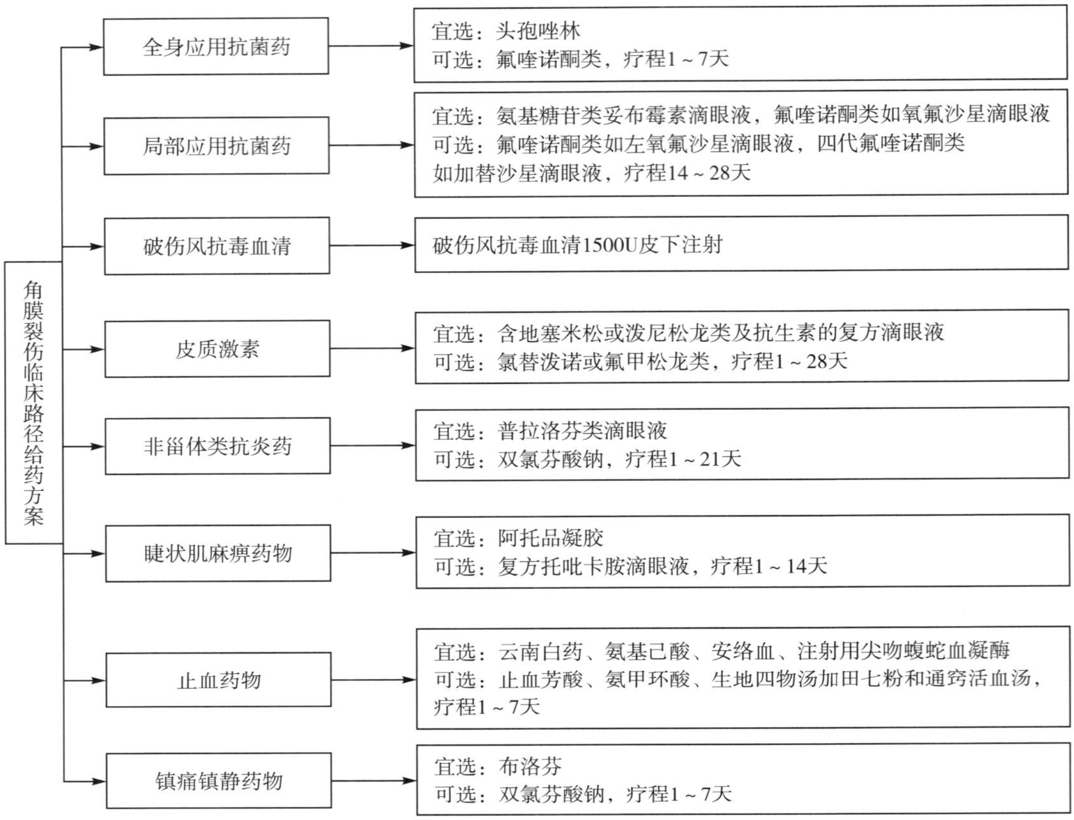

【用药选择】

1. 尽早开始抗菌药物经验治疗。应选用能覆盖葡萄球菌、肺炎链球菌等的广谱抗生素药物。轻症患者可口服用药，重症患者选用静脉给药。

2. 在大多数患者，局部滴用抗生素滴眼液可以获得较佳的组织药物浓度，是首选的给药途径，眼膏可用于术后患者，在睡前使用。结膜下注射适用于依从性较差的患者。

3. 对于高危患者，局部药物应当在最初的 1 小时内每 5~15 分钟给药 1 次，以便强化治疗，以后推荐每 15 分钟~1 小时 1 次，在 24 小时内连续给药。对于合并毒力较弱的感染或预防用药，用药次数可相对减少。

4. 怀疑合并感染的患者在术中采取房水，最好在应用抗菌药物之前，做涂片革兰染色检查及培养。

5. 睫状肌麻痹剂可用来减少虹膜粘连的形成，缓解伤眼的疼痛。

6. 治疗方案的调整应根据伤眼术后疼痛、分泌物的量、眼睑和结膜充血、前房内炎症细胞、纤维素或积脓有无减轻，角膜伤口有无愈合来调整抗生素治疗的剂型、浓度和频率。

7. 皮质激素药物有利于角膜裂伤的治疗，可以减轻炎症反应从而减少角膜瘢痕的产生而减少视力的损失。

【药学提示】

1. 喹诺酮类大部分以原形经肾排泄，在体内代谢甚少，故肾功能不全者应根据肌酐清除率减量或延长给药时间。

2. 皮质激素药物可引起感染复发、局部免疫抑制反应、抑制角膜胶原合成和增加眼压，需在术后密切监测眼压；对怀疑真菌感染的伤眼，禁用皮质激素药物。

【注意事项】

合并感染的角膜穿透伤，如果不及时治疗可能导致角膜穿孔，甚至发生眼内炎而摘除眼球。如果细菌毒力较强，可在 24 小时内破坏整个眼球结构，因此，最理想的治疗需要迅速识别可能的致病菌，及时制订治疗方案。

五、推荐表单

（一）医师表单

角膜裂伤临床路径医师表单

适用对象：**第一诊断为**角膜全层裂伤（ICD-10：H05.302）

行角膜裂伤缝合术（ICD-9-CM-3：11.51）

患者姓名：________性别：________年龄：________门诊号：________住院号：________

住院日期：_____年___月___日　出院日期：_____年___月___日　标准住院日：5~6天

时间	住院第1天 （手术日）	住院第2天
主要诊疗工作	□ 询问病史及查体 □ 完成病历书写及术前检查 □ 上级医师查房，术前评估 □ 签署手术同意书 □ 行角膜裂伤缝合手术	□ 术后眼部情况检查 □ 上级医师查房 □ 完成必要的相关科室会诊 □ 完成病程记录
重点医嘱	**长期医嘱：** □ 角膜裂伤护理常规 □ 二级护理 □ 饮食（普食或糖尿病饮食） □ 抗菌药物（局部及全身） □ 镇痛镇静药物（必要时） **临时医嘱：** □ 血、尿常规 □ 裂隙灯检查 □ 眼眶X线片或CT（必要时） □ X线胸片、心电图、肝肾常规（必要时） □ 角膜裂伤缝合手术 □ 房水细菌涂片和培养，药敏试验（必要时） □ 其他医嘱	**长期医嘱：** □ 全身抗菌药物 □ 抗生素眼药 □ 半坐卧位（必要时） □ 镇痛镇静药物（必要时） □ 皮质激素药物（必要时） □ 非甾体类药物（必要时） □ 睫状肌麻痹剂（必要时） □ 止血药物（必要时） **临时医嘱：** □ 裂隙灯检查 □ 眼部B超检查（必要时） □ 裂隙灯照像（必要时） □ 眼压（必要时） □ 眼前节OCT或UBM（必要时） □ 视觉诱发电位（必要时）
病情变异记录	□ 无　□ 有，原因： 1. 2.	□ 无　□ 有，原因： 1. 2.
医师签名		

时间	住院第 3~4 天	住院第 5~6 天 （出院日）
主要诊疗工作	□ 术后眼部情况检查 □ 上级医师查房 □ 完成病程记录	□ 术后眼部情况检查 □ 上级医师查房，适当调整眼部用药 □ 讲解术后拆线的时间，术后 6 个月不能做重体力劳动，避免震动和剧烈活动，注意防治感染 □ 如术眼红、痛、分泌物增多、视力下降、视物变形应就诊 □ 1 周后复查，以后每周复查 1 次；1 个月后，每 2 周复查 1 次；3 个月后根据病情复查 □ 完成病程记录
重点医嘱	**长期医嘱：** □ 全身抗菌药物 □ 半坐卧位（必要时） □ 抗生素眼药 □ 镇痛镇静药物（必要时） □ 皮质激素药物（必要时） □ 非甾体类药物（必要时） □ 睫状肌麻痹剂（必要时） 口 止血药物（必要时） **临时医嘱：** □ 裂隙灯检查 □ 眼部 B 超检查（必要时） □ 裂隙灯照相（必要时） □ 眼压（必要时） □ 眼前节 OCT 或 UBM（必要时） □ 视觉诱发电位（必要时）	**长期医嘱：** □ 口服或静脉注射抗菌药物（必要时） □ 抗生素眼药 □ 半坐卧位（必要时） □ 镇痛镇静药物（必要时） □ 皮质激素药物（必要时） □ 非甾体类药物（必要时） □ 睫状肌麻痹剂（必要时） 口 止血药物（必要时） **出院医嘱：** □ 出院带药 □ 定期门诊随访 □ 其他医嘱
病情变异记录	□ 无 □ 有，原因： 1. 2.	□ 无 □ 有，原因： 1. 2.
医师签名		

（二）护士表单

角膜裂伤临床路径护士表单

适用对象：**第一诊断为**角膜全层裂伤（ICD-10：H05.302）
行角膜裂伤缝合术（ICD-9-CM-3：11.51）

患者姓名：________性别：________年龄：________门诊号：________住院号：________

住院日期：_____年___月___日　出院日期：_____年___月___日　标准住院日：5~6 天

时间	住院第 1 天	住院第 2~5 天	住院第 6 天（出院日）
健康宣教	□ 介绍主管医师、护士 □ 介绍环境、设施 □ 介绍住院注意事项 □ 向患者宣教戒烟、戒酒的重要性，及减少二手烟的吸入	□ 指导患者正确使用药物 □ 主管护士与患者沟通，了解并指导心理应对 □ 宣教疾病知识、用药知识及特殊检查操作过程 □ 告知检查及操作前后饮食（以半流质或软食为佳）、活动及探视注意事项及应对方式	□ 定时复查 □ 出院带药使用方法 □ 饮食休息等注意事项指导 □ 眼外伤的预防：增强安全意识，改善劳动条件，严格操作规程 □ 交感性眼炎的危险 □ 对合并全身病或其他部位外伤的，叮嘱到相关专科就诊
护理处置	□ 核对患者、佩戴腕带 □ 建立入院护理病历 □ 卫生处置：剪指甲、沐浴、更换病号服 □ 随时观察患者病情变化 □ 遵医嘱正确使用抗生素 □ 协助医师完成各项检查化验，了解患者全身情况，关注血压、血糖、月经等 □ 术前准备，检查有无禁忌，有无泪囊炎 □ 如需全麻，需禁食、禁水（必要时）	□ 随时观察患者病情变化 □ 遵医嘱正确使用抗生素 □ 协助医师完成各项检查化验 □ 注意体位护理，如前房积血保持半卧位 □ 观察术眼敷料有无松脱及渗血、渗液情况 □ 观察术眼疼痛情况，术后 24 小时眼痛可按医嘱予镇痛剂，如疼痛不缓解，手术 2~3 天出现剧烈眼痛，可能由于眼内伤口出血、眼压高、眼内感染等引起，应立即通知床位医师 □ 避免咳嗽，保持排便通畅。观察患者有无呕吐，教患者正确呕吐方法，并上报给主管医师	□ 办理出院手续 □ 书写出院小结
基础护理	□ 二级护理 □ 晨晚间护理 □ 患者安全管理	□ 二级护理（如有全麻按全麻术后护理常规） □ 晨晚间护理 □ 患者安全管理	□ 三级护理 □ 晨间护理 □ 患者安全管理
专科护理	□ 护理查体 □ 呼吸频率、血氧饱和度监测 □ 需要时填写跌倒及压疮防范表 □ 需要时请家属陪伴 □ 心理护理，关心患者，注意沟通，向患者及家属说明手术基本情况，消除紧张气氛	□ 呼吸频率、血氧饱和度监测 □ 遵医嘱完成相关检查 □ 心理护理 □ 必要时吸氧 □ 遵医嘱正确给药 □ 观察眼部分泌物 □ 提供并发症征象的依据	□ 病情观察：评估患者生命体征 □ 心理护理
重点医嘱	□ 详见医嘱执行单	□ 详见医嘱执行单	□ 详见医嘱执行单
病情变异记录	□ 无　□ 有，原因： 1. 2.	□ 无　□ 有，原因： 1. 2.	□ 无　□ 有，原因： 1. 2.
护士签名			

（三）患者表单

角膜裂伤临床路径患者表单

适用对象：第一诊断为角膜全层裂伤（ICD-10：H05.302）

行角膜裂伤缝合术（ICD-9-CM-3：11.51）

患者姓名：______性别：______年龄：______门诊号：______住院号：______

住院日期：____年___月___日　出院日期：____年___月___日　标准住院日：5~6 天

时间	入院当日	住院期间（第 2~5 天）	住院第 6 天（出院日）
医患配合	□ 配合询问病史、收集资料，请务必详细告知外伤史、既往史、用药史、过敏史 □ 配合进行体格检查 □ 有任何不适告知医师	□ 配合完善相关检查、化验，如采血、留尿、心电图、X 线胸片等 □ 医师向患者及家属介绍病情，如有异常检查结果需进一步检查 □ 配合用药及治疗 □ 配合医师调整用药 □ 有任何不适告知医师	□ 接受出院前指导 □ 了解伤眼的预后及注意事项 □ 知道复查程序 □ 获取出院诊断书
护患配合	□ 配合测量体温、脉搏、呼吸、血压、血氧饱和度、体重 □ 配合完成入院护理评估单（简单询问病史、过敏史、用药史） □ 接受入院宣教（环境介绍、病室规定、订餐制度、贵重物品保管等） □ 配合完成术前谈话及术前准备 □ 有任何不适告知护士	□ 配合测量体温、脉搏、呼吸，询问每日排便情况 □ 接受相关化验检查宣教，正确留取标本，配合检查 □ 有任何不适告知护士 □ 接受输液、服药治疗 □ 注意活动安全，避免坠床或跌倒 □ 配合执行探视及陪伴 □ 接受疾病及用药等相关知识指导	□ 接受出院宣教 □ 办理出院手续 □ 获取出院带药 □ 指导服药方法、作用、注意事项 □ 知道复印病历方法
饮食	□ 正常普食	□ 正常普食	□ 正常普食
排泄	□ 正常排尿便	□ 正常排尿便	□ 正常排尿便
活动	□ 适量活动	□ 适量活动	□ 适量活动

附：原表单（2011 年版）

角膜裂伤临床路径表单

适用对象：**第一诊断为**角膜全层裂伤（ICD-10：H05.302）

行角膜裂伤缝合术（ICD-9-CM-3：11.51）

患者姓名：________性别：________年龄：________门诊号：________住院号：________

住院日期：_____年___月___日 出院日期：_____年___月___日 标准住院日：5~6 天

时间	住院第 1 天 （手术日）	住院第 2 天
主要诊疗工作	□ 询问病史及查体 □ 完成病历书写及术前检查 □ 上级医师查房，术前评估 □ 签署手术同意书 □ 行角膜裂伤缝合手术	□ 术后眼部情况检查 □ 上级医师查房 □ 完成必要的相关科室会诊 □ 完成病程记录
重点医嘱	**长期医嘱：** □ 眼科护理常规 □ 二级护理 □ 饮食（普食或糖尿病饮食） □ 抗菌药物（局部及全身） **临时医嘱：** □ 血、尿常规 □ 眼眶 X 线片或 CT（必要时） □ X 线胸片、心电图、肝肾常规（必要时） □ 角膜裂伤缝合手术 □ 其他医嘱	**长期医嘱：** 口 全身抗菌药物 □ 抗生素滴眼液 □ 1%阿托品眼膏（必要时） 口 止血药物（必要时） **临时医嘱：** □ 必要时眼部 B 超检查
主要护理工作	□ 入院宣教（环境、规章制度、治疗、检查等） □ 入院护理评估 □ 执行医嘱、生命体征监测	□ 执行医嘱、观察眼部情况 □ 健康宣教：疾病相关知识
病情变异记录	□ 无 □ 有，原因： 1. 2.	□ 无 □ 有，原因： 1. 2.
护士签名		
医师签名		

时间	住院第 3~4 天	住院第 5~6 天 （出院日）
主要诊疗工作	□ 术后眼部情况检查 □ 上级医师查房 □ 完成病程记录	□ 术后眼部情况检查 □ 上级医师查房，适当调整眼部用药 □ 完成病程记录
重点医嘱	**长期医嘱：** □ 全身抗菌药物 □ 抗菌滴眼液（必要时使用糖皮质激素或其他） □ 1%阿托品眼膏（必要时） 口（必要时）止血药物	**长期医嘱：** □ 必要时口服或静脉注射抗菌药物 □ 抗菌滴眼液（必要时使用糖皮质激素或其他） □ 1%阿托品眼膏（必要时） □ 止血药物（必要时） **出院医嘱：** □ 出院带药 □ 定期门诊随访 □ 其他医嘱
主要护理工作	□ 执行医嘱 □ 观察患者病情变化 □ 心理与生理护理 □ 健康宣教：嘱患者避免剧烈运动	□ 执行医嘱 □ 观察患者病情变化 □ 心理与生理护理 □ 健康宣教：嘱患者避免剧烈运动
病情变异记录	□ 无　□ 有，原因： 1. 2.	□ 无　□ 有，原因： 1. 2.
护士签名		
医师签名		

第十章 难治性青光眼睫状体冷凝术临床路径释义

一、难治性青光眼睫状体冷凝术编码

疾病名称及编码：绝对期青光眼（ICD-10：H44.501）

手术操作名称及编码：睫状体冷凝术（ICD-9-CM-3：12.72）

二、临床路径检索方法

H44.501 伴 12.72

三、难治性青光眼睫状体冷凝术临床路径标准住院流程

（一）适用对象

第一诊断为青光眼绝对期（ICD-10：H44.501）或经其他抗青光眼治疗无效者。

行睫状体冷凝术（ICD-9-CM-3：12.72）。

释义

■ 绝对期青光眼是指各种类型青光眼的终末期改变，患眼无光感，且伴随/不伴随眼球组织的变性。

（二）诊断依据

根据《临床诊疗指南·眼科学分册》（中华医学会编著，人民卫生出版社，2007）。

1. 病史：有原发性或各种原因引起的继发性青光眼病史，多为青光眼晚期或绝对期，经其他抗青光眼治疗无效者。

2. 临床表现：长期高眼压，伴眼红、流泪、眼胀痛、头痛，视功能严重减退或丧失。

3. 辅助检查：B 超等。

（三）治疗方案的选择

根据《临床诊疗指南·眼科学分册》（中华医学会编著，人民卫生出版社，2007），符合以下条件者可选择行睫状体冷凝术。

1. 各种类型的青光眼晚期或绝对期，伴有严重高眼压不适症状，视功能减退显著，药物控制不佳，有积极要求手术保留眼球的愿望。

2. 多次滤过性抗青光眼手术后结膜广泛瘢痕，难以建立有效滤过通道者，或已历经睫状体光凝术、术后眼压再升者。

释义

当下逐步由外路激光睫状体光凝术取代睫状体冷凝术。对于视功能尚存的患者，睫状体冷凝术的目的为尽可能延长视功能存续时间和缓解症状。对于已丧失视功能的患者，睫状体冷凝术的主要目的为降低眼压、缓解症状、保存眼球。如视功能已经丧失，但无明显自觉症状，如眼红、流泪、眼胀痛、头痛等，同时无威胁眼球完整性的因素存在，则可暂时观察，对症处理，如降眼压、抗炎、眼表保护。

（四）标准住院日为3~5天

释义

■ 如果患者条件允许，住院时间可以低于上述住院天数或门诊治疗。

（五）进入临床路径标准

1. 第一诊断必须符合ICD-10：H44.501青光眼绝对期疾病编码或经其他抗青光眼治疗无效者。

2. 若患者同时具有其他疾病诊断，但在住院期间不需要特殊处理，也不影响第一诊断的临床路径流程实施，可以进入临床路径。

释义

■ 患者同时具有其他疾病影响第一诊断的临床路径流程实施时，均不适合进入临床路径。

■ 需要入住ICU的患者不适合进入临床路径。

（六）术前准备1天

1. 必需的检查项目：眼压、视功能、眼部超声（A、B超）。

2. 根据患者病情可选择的检查项目：视野、超声生物显微镜（UBM）、光学相干断层扫描（OCT）。

释义

■ 部分检查可以在门诊完成。

■ 视功能损害严重或已丧失视功能者可不进行视野检查，屈光间质严重混浊影响眼底成像的可不行OCT检查。

■ 根据病情部分检查可以不进行。

（七）选择用药

术前用药：

1. 局部滴用抗青光滴眼液，必要时全身使用降眼压药。
2. 术前使用抗生素滴眼液，酌情使用皮质激素类或非甾体类滴眼液。

（八）手术日为入院第2~3天

1. 麻醉方式：球后阻滞麻醉或静脉全麻。
2. 手术方式：睫状体冷凝术。
3. 手术内置物：无。
4. 术中用药：无。
5. 输血：无。

（九）术后住院恢复1~3天

1. 必须复查的检查项目：眼压、裂隙灯、视功能。
2. 术后用药：（推荐用药及剂量）眼部抗生素滴眼液、皮质激素滴眼液、非甾体抗炎滴眼液、阿托品滴眼液（膏）、降眼压滴眼液，酌情加用角膜营养滴眼液、全身降眼压药、止血药、镇痛药。

释义

■ 手术前后可应用凝血酶，如注射用尖吻蝮蛇血凝酶，用来预防出血，避免或减少手术部位及手术后出血。

（十）出院标准

1. 症状较前缓解。
2. 眼压有所下降。
3. 眼内葡萄膜炎症反应减轻，无活动性出血。

释义

■ 如果出现并发症，是否需要继续住院处理，由主管医师具体决定。

（十一）变异及原因分析

1. 术后眼压控制不满意，需继续手术处理，其住院时间相应延长。
2. 出现手术并发症（前房积血不吸收等），需要手术处理者，不进入临床路径。
3. 出现严重手术并发症（视网膜损伤），不进入临床路径。
4. 合并全身疾病、住院期间需要继续治疗，不进入临床路径。

释义

■ 微小变异：因为医院检查项目的及时性，不能按照要求完成检查；因为节假日不能按照要求完成检查；患者不愿配合完成相应检查，短期不愿按照要求出院随诊。

■ 重大变异：因基础疾病需要进一步诊断和治疗；因各种原因需要其他治疗措施；医院与患者或家属发生医疗纠纷，患者要求离院或转院；不愿按照要求出院随诊而导致入院时间明显延长。

四、难治性青光眼睫状体冷凝术临床路径给药方案

难治性青光眼睫状体冷凝术临床路径给药方案

- 抗生素类药物 → 0.3%妥布霉素滴眼液，0.3%、0.5%左旋氧氟沙星滴眼液，0.3%氧氟沙星滴眼液等
- 皮质激素药物 → 0.1%氟米龙、1%醋酸泼尼松龙、氯替泼诺滴眼液、典必殊滴眼液和眼膏等
- 非甾体类药物 → 0.1%普拉洛芬滴眼液，0.1%双氯芬酸滴眼液等
- 睫状肌麻痹药物 → 0.5%～3%阿托品滴眼液、0.5%～1%阿托品眼膏
- 人工泪液或眼用润滑剂 → 思然滴眼液、新泪然滴眼液、卡波姆凝胶眼膏
- 降眼压药物 → 1%～2%美开朗滴眼液，0.2%阿法根滴眼液、0.005%曲伏前列素等

【用药选择】

用药遵照抗炎、降眼压、镇痛、眼表保护的原则进行。

1. 术前采用局部及全身降眼压药物尽可能降低眼压，同时应用抗生素。根据眼部炎症情况酌情应用皮质激素类或非甾体类滴眼液抗炎。

2. 在尚存视功能的患者，术中如果行球后浸润阻滞麻醉，尤其需控制麻醉药物用量，以不超过

3ml 为宜，剂量过大容易导致残存视功能的一过性损害。麻醉药物注射位置需精准，以免损害视神经等重要解剖结构，并充分麻醉睫状神经节。尽可能联合使用速效及中长效局部麻醉药物，以获得术中及术后的良好镇痛。

3. 术后阿托品的应用非常必要，通过麻痹睫状肌，起到缓解炎症及炎性疼痛的作用。

【药学提示】

1. 降眼压药物应用需注意适应证及禁忌证，如噻吗洛尔的减慢心率、诱发哮喘等副作用。

2. 角膜损伤层次达到较深层次时，局部应用的皮质激素类或非甾体类滴眼液抗炎药需慎重，并密切观察，以防角膜基质进一步溶解。

3. 术后阿托品的应用要严格核对眼别，并防止阿托品眼液流到对侧眼。尤其是对侧眼为高危房角的患者。

【注意事项】

睫状体冷凝术是近绝对期及绝对期青光眼患者降低眼压、保留眼球，并延长残存视功能存续时间的一种手术。手术目的主要为缓解症状、保留眼球，并不能改善视功能，术前需与患者及家属充分沟通。

1. 氨基糖苷类抗生素滴眼液如妥布霉素滴眼液具有潜在的肾毒性和耳毒性，故小儿慎用。

2. 氟喹诺酮类药物（例如左旋氧氟沙星滴眼液）只限于滴眼用，不能用于结膜下注射，也不能直接滴入眼前房内。

五、推荐表单

（一）医师表单

难治性青光眼睫状体冷凝术临床路径医师表单

适用对象：**第一诊断为**青光眼绝对期（难治性青光眼）（ICD-10：H44.501）

行睫状体冷凝术（ICD-9-CM-3：12.72）

患者姓名：_______性别：_______年龄：_______门诊号：_______住院号：_______

住院日期：____年___月___日　出院日期：____年___月___日　标准住院日：3~5 天

时间	住院第 1 天	住院第 2~3 天 （手术日）	住院第 3~5 天 （出院日）
主要诊疗工作	□ 询问病史及查体 □ 上级医师查房 □ 完成眼科特殊检查：房角镜、AB 超、UBM、视野等 □ 完成病历书写	□ 完成眼科特殊检查 □ 上级医师查房，术前评估 □ 完成术前小结、术前讨论 □ 签署有关知情同意书 □ 麻醉科会诊（必要时）及术前准备 □ 行睫状体冷凝术 □ 上级医师术后查房，向患者及家属交代病情及术后注意事项 □ 完成手术记录、术后病程记录	□ 上级医师查房 □ 观察眼压、前房炎症反应、结膜水肿消退等情况 □ 术中有虹膜出血者观察出血吸收情况 □ 完成病程记录 □ 决定出院时间
重点医嘱	**长期医嘱：** □ 眼科三级护理常规 □ 饮食（普食/糖尿病饮食/其他） □ 抗生素眼液 □ 其他降眼压药物（必要时） **临时医嘱：** □ 测眼压 □ 眼部 AB 超 □ 前房角镜检查（必要时） □ 超声生物显微镜（必要时） □ 视野（必要时）	**长期医嘱（术后）：** □ 眼科术后二级护理常规 □ 饮食（普食/糖尿病饮食/其他） □ 抗生素、皮质激素滴眼液 □ 非甾体类滴眼液（必要时） □ 其他降眼压药物（必要时） □ 全身止血药（必要时） □ 全身镇痛药（必要时） **临时医嘱：** □ 局麻或静脉全麻下睫状体冷凝术 □ 术前冲洗结膜囊	**长期医嘱（术后）：** □ 眼科术后二级护理常规 □ 饮食（普食/糖尿病饮食/其他） □ 抗生素、皮质激素眼液 □ 非甾体类滴眼液（必要时） □ 其他降眼压药物（必要时） □ 全身止血药（必要时） □ 全身镇痛药（必要时） **临时医嘱：** □ 测眼压 **出院医嘱：** □ 抗生素、皮质激素眼液及非甾体类滴眼液（必要时，均用至术后 2~4 周停药），降眼压药物（必要时），定期门诊复查
病情变异记录	□ 无　□ 有，原因： 1. 2.	□ 无　□ 有，原因： 1. 2.	□ 无　□ 有，原因： 1. 2.
医师签名			

（二）护士表单

难治性青光眼睫状体冷凝术临床路径护士表单

适用对象：**第一诊断为**青光眼绝对期（难治性青光眼）（ICD-10：H44.501）

行睫状体冷凝术（ICD-9-CM-3：12.72）

患者姓名：________性别：________年龄：________门诊号：________住院号：________

住院日期：_____年___月___日 出院日期：_____年___月___日 标准住院日：3~5 天

时间	住院第 1 天	住院第 2~3 天 （手术日）	住院第 3~5 天 （出院日）
健康宣教	□ 入院宣教（环境、规章制度、饮食、治疗、检查、用药、疾病护理等） □ 入院护理评估 □ 执行医嘱、生命体征监测	□ 健康宣教：术前、术中、术后注意事项 □ 术后心理与生活护理	□ 健康宣教：术后注意事项 □ 术后心理与生活护理 □ 出院指导：生活、饮食、用药等
护理处置	□ 核对患者、佩戴腕带 □ 建立入院护理病历 □ 卫生处置：沐浴、更换病号服	□ 执行医嘱、生命体征监测、观察术眼情况	□ 执行术后医嘱、生命体征监测、观察术眼情况 □ 办理出院手续
基础护理	□ 二级护理 □ 留陪一人 □ 患者安全管理	□ 二级护理 □ 留陪一人 □ 患者安全管理	□ 二级护理 □ 留陪一人 □ 患者安全管理
专科护理	□ 护理查体 □ 生命征及眼压检测 □ 需要时请家属陪伴 □ 心理护理	□ 生命征及眼压检测 □ 遵医嘱完成相关检查 □ 心理护理 □ 必要时禁食禁饮 □ 遵医嘱正确给药 □ 指导患者配合手术 □ 提供并发症征象的依据	□ 病情观察：评估患者生命体征及眼压 □ 心理护理
重点医嘱	□ 详见医嘱执行单	□ 详见医嘱执行单	□ 详见医嘱执行单
病情变异记录	□ 无 □ 有，原因： 1. 2.	□ 无 □ 有，原因： 1. 2.	□ 无 □ 有，原因： 1. 2.
护士签名			

（三）患者表单

难治性青光眼睫状体冷凝术临床路径患者表单

适用对象：第一诊断为青光眼绝对期（难治性青光眼）（ICD-10：H44.501）
　　　　　行睫状体冷凝术（ICD-9-CM-3：12.72）

患者姓名：________性别：________年龄：________门诊号：________住院号：________

住院日期：_____年___月___日　出院日期：_____年___月___日　标准住院日：3~5 天

时间	住院第 1 天	住院第 2~3 天 （手术日）	住院第 3~5 天 （出院日）
医患配合	□ 配合询问病史、收集资料，请务必详细告知既往史、用药史、过敏史 □ 配合进行体格检查 □ 有任何不适告知医师	□ 配合完善相关检查，如视力、眼压、裂隙灯、眼底镜等 □ 医师向患者及家属交代术中配合要点及注意事项 □ 配合用药及治疗 □ 签署有关知情同意书 □ 接受麻醉科会诊（必要时）及术前准备 □ 配合进行睫状体冷凝术 □ 有任何不适告知医师	□ 接受出院前指导 □ 观察复查程序 □ 获取出院诊断书
护患配合	□ 配合测量体温、脉搏、呼吸、血压、体重 □ 配合进行测眼压、眼部 AB 超、前房角镜检查（必要时）、超声生物显微镜（必要时）、视野（必要时） □ 配合完成入院护理评估单（简单询问病史、过敏史、用药史） □ 接受入院宣教（环境介绍、病室规定、订餐制度、贵重物品保管等） □ 有任何不适告知护士	□ 配合测量体温、脉搏、呼吸、血压 □ 接受相关术中术后宣教 □ 有任何不适告知护士 □ 接受输液、服药、滴眼及涂眼膏等治疗 □ 注意活动安全，避免坠床或跌倒 □ 配合执行探视及陪伴 □ 接受疾病及用药等相关知识指导	□ 接受出院宣教 □ 办理出院手续 □ 获取出院带药 □ 指导服药方法、作用、注意事项 □ 知道复印病历方法
饮食	□ 正常普食	□ 正常普食	□ 正常普食
排泄	□ 正常排尿便	□ 正常排尿便	□ 正常排尿便
活动	□ 适量活动	□ 适量活动	□ 适量活动

附：原表单（2011年版）

难治性青光眼睫状体冷凝术临床路径表单

适用对象：**第一诊断为**青光眼绝对期（难治性青光眼）（ICD-10：H44.501）

行睫状体冷凝术（ICD-9-CM-3：12.72）

患者姓名：________性别：________年龄：________门诊号：________住院号：________

住院日期：_____年___月___日　出院日期：_____年___月___日　标准住院日：3~5天

时间	住院第1天	住院第2~3天 （手术日）
主要诊疗工作	□ 询问病史及查体 □ 上级医师查房 □ 完成眼科特殊检查：房角镜、AB超、UBM、视野等 □ 完成病历书写	□ 完成眼科特殊检查 □ 上级医师查房，术前评估 □ 完成术前小结、术前讨论 □ 签署有关知情同意书 □ 麻醉科会诊（必要时）及术前准备 □ 行睫状体冷凝术 □ 上级医师术后查房，向患者及家属交代病情及术后注意事项 □ 完成手术记录、术后病程记录
重点医嘱	**长期医嘱：** □ 眼科三级护理常规 □ 饮食（普食/糖尿病饮食/其他） □ 抗生素滴眼液 □ 其他降眼压药物（必要时） **临时医嘱：** □ 测眼压 □ 眼部AB超 □ 前房角镜检查（必要时） □ 超声生物显微镜（必要时） □ 视野（必要时）	**长期医嘱（术后）：** □ 眼科术后二级护理常规 □ 饮食（普食/糖尿病饮食/其他） □ 抗生素、糖皮质激素滴眼液 □ 非甾体类滴眼液（必要时） □ 其他降眼压药物（必要时） □ 全身止血药（必要时） □ 全身镇痛药（必要时） **临时医嘱：** □ 局麻或静脉全麻下睫状体冷凝术 □ 术前冲洗结膜囊
主要护理工作	□ 入院宣教（环境、规章制度、饮食、治疗、检查、用药、疾病护理等） □ 入院护理评估 □ 执行医嘱、生命体征监测	□ 执行医嘱、生命体征监测、观察术眼情况 □ 健康宣教：术前、术中、术后注意事项 □ 术后心理与生活护理
病情变异记录	□ 无　□ 有，原因： 1. 2.	□ 无　□ 有，原因： 1. 2.
护士签名		
医师签名		

时间	住院第 3~5 天 （出院日）
主要诊疗工作	□ 上级医师查房 □ 观察眼压、前房炎症反应、结膜水肿消退等情况 □ 术中有虹膜出血者观察出血吸收情况 □ 完成病程记录 □ 决定出院时间
重点医嘱	**长期医嘱（术后）：** □ 眼科术后二级护理常规 □ 饮食（普食/糖尿病饮食/其他） □ 抗生素、糖皮质激素眼液 □ 非甾体类滴眼液（必要时） □ 其他降眼压药物（必要时） □ 全身止血药（必要时） □ 全身镇痛药（必要时） **临时医嘱：** □ 测眼压 **出院医嘱：** □ 抗生素、糖皮质激素滴眼液及非甾体类滴眼液（必要时，均用至术后 2~4 周停药），降眼压药物（必要时），定期门诊复查
主要护理工作	□ 执行术后医嘱、生命体征监测、观察术眼情况 □ 健康宣教：术后注意事项 □ 术后心理与生活护理 □ 出院指导：生活、饮食、用药等
病情变异记录	□ 无 □ 有，原因： 1. 2.
护士签名	
医师签名	

第十一章　翼状胬肉切除术临床路径释义

一、翼状胬肉切除手术编码

疾病名称及编码：翼状胬肉（ICD-10：H11.0）

手术操作名称及编码：翼状胬肉切除术（ICD-9-CM-3：11.39）

二、临床路径检索方法

H11.0 伴 11.39

三、翼状胬肉切除术临床路径标准住院流程

（一）适用对象

第一诊断为翼状胬肉（ICD-10：H11.0）。

行翼状胬肉切除术（ICD-9-CM-3：11.39）。

释义

■ 本路径适用对象为内眦部发生的原发性翼状胬肉，不包括继发的假性胬肉和复发胬肉。

■ 本路径适用于未覆盖瞳孔的翼状胬肉，对于已经完全覆盖瞳孔，或者胬肉肥厚、充血明显的患者，应该选择其他手术方式如翼状胬肉切除联合转位或自体结膜移植等手术，以避免复发。

（二）诊断依据

根据《临床诊疗指南·眼科学分册》（中华医学会编著，人民卫生出版社，2007）。

1. 症状：一般无自觉症状或稍有异物感。可有眼红，如胬肉长入角膜，可因散光而影响视力；若侵及瞳孔区，视力可有明显减退。

2. 体征：睑裂部球结膜充血、肥厚隆起，略成三角形，头部形成翼状的纤维血管组织长入角膜。

释义

■ 翼状胬肉在不同患者发展速度差异较大，一般早期表现为内侧角膜缘结膜变性，逐渐增生肥厚并进行性向角膜中央生长。

■ 翼状胬肉除了患者可能的自觉症状外，最主要的诉求是影响外观。

（三）治疗方案的选择

根据《临床诊疗指南·眼科学分册》（中华医学会编著，人民卫生出版社，2007）。

1. 选择治疗方案的依据：根据裂隙灯检查确定损害范围和相邻角膜完整性、厚度变化。

（1）进行性翼状胬肉。

（2）胬肉已近瞳孔区影响视力。

（3）翼状胬肉影响眼球运动。

2. 手术方式：单纯胬肉切除手术（ICD-9-CM-3：11.39）。

释义

■ 单纯胬肉切除术常用于胬肉不肥厚、未影响眼球运动的患者。

■ 由于胬肉单纯切除术后复发率高，有条件应逐步过渡采用胬肉切除联合自体结膜移植或羊膜覆盖等。

（四）标准住院日为 3 天

释义

■ 标准住院日是针对多数医院的现状制订，提倡缩短住院日。

■ 单纯翼状胬肉患者入院前应已经完成术前检查，仅仅对高龄患者（大于 40 岁）需要行心肺功能检查。

■ 术后一般不需要特殊治疗，因此术后即刻可以出院。

■ 本手术鼓励门诊进行，不用住院。

（五）进入临床路径标准

1. 第一诊断必须符合 ICD-10：H11.0 翼状胬肉疾病编码。

2. 若患者合并其他疾病，但住院期间不需特殊处理，也不影响第一诊断的临床路径实施，可以进入临床路径。

释义

■ 单纯翼状胬肉同时具有其他疾病，包括白内障、屈光不正、角膜老年环等，不需要特殊处理，可以进入本路径。

（六）术前准备 1 天

1. 必需的检查项目

（1）手术前全身常规查体。

(2) 专科检查：视力、屈光状态、眼压、眼球运动。

2. 根据患者病情可选择检查：泪液分泌试验、外眼像、眼底、眼科B超、角膜厚度。

释义

■ 必查项目是确保手术治疗安全、有效开展的基础，在术前必须完成。相关人员应认真分析检查结果，以便及时发现异常情况并采取对应处理。

■ 为缩短患者术前等待时间，检查项目可以在患者入院前于门诊完成。

■ 中老年患者为了预防因为干眼导致胬肉切除手术后发生角膜溶解等并发症，需要泪液分泌试验检查。由于翼状胬肉是眼表疾病，外眼照像有利于避免医疗纠纷。作为预防措施，眼底检查、B超和角膜厚度都可以选择，但是临床意义不大。

（七）选择用药

术眼滴用抗生素眼液1~3天。

释义

■ 术前选用广谱的抗菌药物滴眼液，每日4~6次。同时应冲洗泪道，除外慢性泪囊炎。

■ 对于胬肉体部充血明显患者，可加用非甾体类抗炎药滴眼液。

（八）手术日为入院第2天

1. 麻醉方式：表面麻醉或局部浸润麻醉。
2. 手术方式：翼状胬肉切除术。
3. 手术内置物：无。
4. 术中用药：无。
5. 输血：无。

释义

■ 本路径推荐的麻醉方式为局部麻醉，但年幼患者或对疼痛敏感患者也可以用全身麻醉，但不进入该路径。

■ 术中为了避免出血影响手术，可以在局部麻醉药中加用肾上腺素。

■ 术中用耗品有球结膜缝线、注射器、棉签、眼垫、手术贴膜、尖刀片等。

（九）术后住院恢复1~2天

1. 必须复查的检查项目：视力、裂隙灯检查角膜上皮缺损的修复情况、眼球运动。
2. 术后用药：局部用抗生素、皮质激素滴眼液、促进角膜修复眼液5~7天。

释义

■ 由于翼状胬肉是眼表增生性疾病，不建议使用生长因子类滴眼液。

■ 鉴于2012年8月1日起施行《抗菌药物临床应用管理办法》[卫生部（现国家卫生和计划生育委员会）令第84号]，路径中抗生素使用应按照新的管理规范执行，均不再全身（口服、静脉注射或肌内注射）使用抗生素，原则上以局部使用抗生素预防感染。

■ 术后皮质激素使用最好在角膜上皮完全修复后给予。一旦使用，注意患者眼压，患者眼表炎症基本控制后可以停用，或者改用非甾体类抗炎药。

（十）出院标准

1. 角膜上皮或缺损区修复，伤口无异常。

2. 眼球运动无异常。

释义

■ 患者出院前应符合如上相关检查标准，若未达到如上标准，应分析原因，并做出相应的处理方案。

（十一）变异及原因分析

1. 出现手术并发症（伤及泪阜和肌腱、角膜穿通），需要手术处理者，或采用其他术式者不进入临床路径。

2. 出现严重手术并发症（晶状体损伤、视网膜损伤），不进入临床路径。

3. 合并全身疾病、住院期间需要继续治疗，不进入路径。

释义

■ 变异是指入选临床路径的患者未能按路径流程完成医疗行为或未达到预期的医疗质量控制目标。出现手术并发症如伤及泪阜和肌腱、发生角膜穿孔等，属于不应该发生的情况，需要再次手术修复，因此无法按照常规路径。

四、翼状胬肉切除术临床路径给药方案

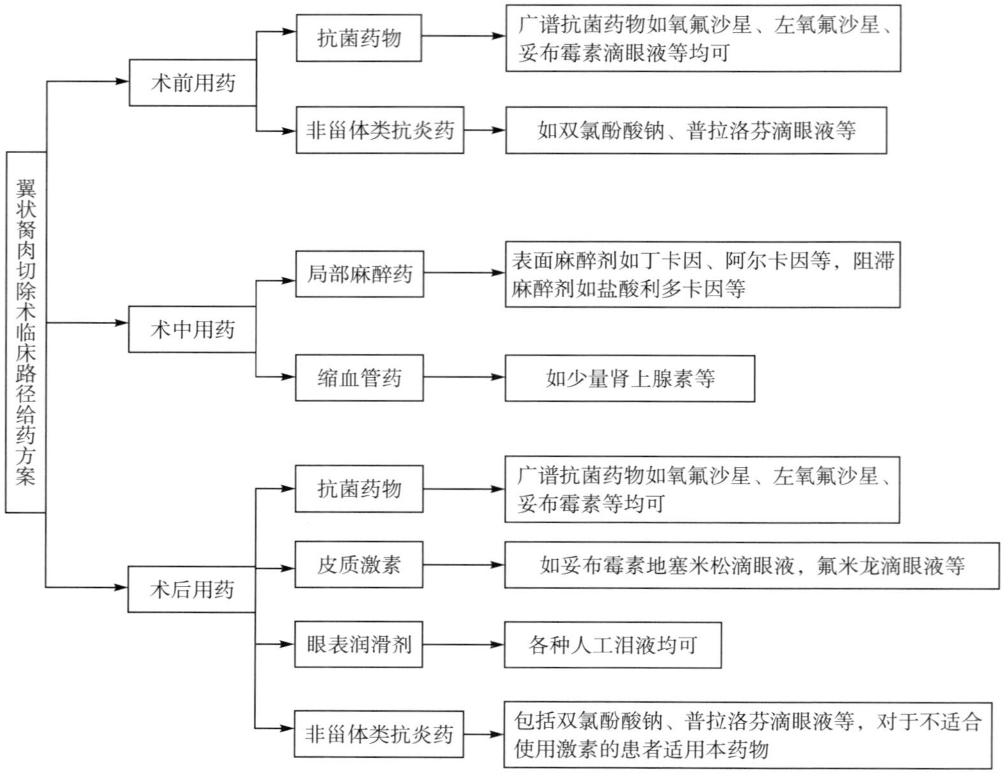

【用药选择】

1. 手术前应用广谱抗生素滴眼液 1~3 天，起到清洁结膜囊的作用。

2. 手术中除了眼睑周围皮肤消毒外，还要注意结膜囊的消毒，除了术前冲洗结膜囊外，结膜囊应用 5%聚维酮碘消毒液可以起到有效的灭菌作用。

3. 手术后常规应用广谱抗生素以及甾体、非甾体类抗炎药滴眼液，起到预防感染、控制炎症反应的作用。

4. 通常不需要静脉用药。

【药学提示】

1. 术后皮质激素类滴眼液不宜长期使用，因有导致激素性青光眼的可能。

2. 促细胞增生类药物有导致胬肉复发可能，应该尽量避免使用。

【注意事项】

翼状胬肉单纯切除手术为眼局部的手术，通常围术期眼局部点药即可，术后早期使用抗生素滴眼液预防感染，根据角膜上皮修复情况添加皮质激素滴眼液或非甾体类抗炎药，一般不需要静脉用抗生素等药物。

五、推荐表单

（一）医师表单

翼状胬肉切除术临床路径医师表单

适用对象：**第一诊断为翼状胬肉**（ICD-10：H11.0）

行翼状胬肉切除术（ICD-9-CM-3：11.39）

患者姓名：________性别：________年龄：________门诊号：________住院号：________

住院日期：_____年___月___日　出院日期：_____年___月___日　标准住院日：3天

时间	住院第1天	住院第2天 （手术日）
主要诊疗工作	□ 询问病史及查体 □ 上级医师查房 □ 完成眼科特殊检查：AB超、角膜测厚 □ 完成术前小结、病历书写	□ 完成眼科特殊检查 □ 上级医师查房，术前评估 □ 签署有关知情同意书 □ 完成手术记录及术后病程 □ 上级医师术后查房，向患者及家属交代病情及术后注意事项
重点医嘱	**长期医嘱：** □ 眼科三级护理常规 □ 饮食（普食/糖尿病饮食/其他） □ 抗生素眼液 **临时医嘱：** □ 测眼压 □ 外眼像（必要时） □ 验光 □ 泪液分泌试验（必要时） □ 眼部AB超（必要时） □ 角膜测厚（必要时）	**长期医嘱（术后）：** □ 眼科二级护理常规 □ 饮食（普食/糖尿病饮食/其他） □ 抗生素、皮质激素滴眼液 □ 非甾体类滴眼液（必要时） **临时医嘱：** □ 局麻下单纯翼状胬肉切除术
病情变异记录	□ 无　□ 有，原因： 1. 2.	□ 无　□ 有，原因： 1. 2.
医师签名		

时间	住院第 3 天 （出院日）
主要诊疗工作	□ 上级医师查房 □ 观察角、结膜伤口、炎症反应、眼球运动等 □ 完成病程记录 □ 决定出院时间
重点医嘱	**长期医嘱（术后）：** □ 眼科术后二级护理常规 □ 饮食（普食/糖尿病饮食/其他） □ 抗生素、皮质激素滴眼液 □ 非甾体类滴眼液（必要时） **临时医嘱：** □ 视力、眼压、外眼像（必要时） □ 出院医嘱：抗生素、糖皮质激素滴眼液及非甾体类滴眼液（必要时），定期门诊复查
病情变异记录	□ 无 □ 有，原因： 1. 2.
医师签名	

（二）护士表单

翼状胬肉切除术临床路径护士表单

适用对象：**第一诊断为**翼状胬肉（ICD-10：H11.0）

行翼状胬肉切除术（ICD-9-CM-3：11.39）

患者姓名：________性别：________年龄：________门诊号：________住院号：________

住院日期：_____年___月___日　出院日期：_____年___月___日　标准住院日：3天

时间	住院第1天	住院第2天（手术日）
健康宣教	□ 入院宣教 介绍主管医师、护士 介绍环境、设施 介绍住院注意事项 □ 术前宣教 术前准备及手术过程 告知准备物品、沐浴 告知术后饮食、活动及探视注意事项 告知术后可能出现的情况及应对方式 告知家属等候区位置	□ 术后当日宣教 告知体位要求 告知饮食要求 告知疼痛注意事项 告知术后可能出现情况的应对方式 给予患者及家属心理支持 再次明确探视陪伴须知
护理处置	□ 核对患者，佩戴腕带 □ 建立入院护理病历 □ 卫生处置：剪指（趾）甲、沐浴，更换病号服 □ 协助医师完成术前检查化验	□ 送手术 摘除患者各种活动物品 核对患者资料及术中带药 填写手术交接单，签字确认 □ 接手术 核对患者及资料，签字确认
基础护理	□ 二级护理 晨晚间护理 患者安全管理	□ 二级护理 晨晚间护理 协助或指导活动 患者安全管理
专科护理	□ 护理查体 □ 需要时，填写跌倒及压疮防范表 □ 需要时，请家属陪伴 □ 遵医嘱抗菌药物滴眼液点术眼（4次/日） □ 心理护理	□ 病情观察，观察术眼情况变化 □ 术后协助患者的正确体位 □ 心理护理
重点医嘱	□ 详见医嘱执行单	□ 详见医嘱执行单
病情变异记录	□ 无　□ 有，原因： 1. 2.	□ 无　□ 有，原因： 1. 2.
护士签名		

时间	住院第3天 （出院日）
健康宣教	□ 出院宣教 复查时间 眼药使用方法与频率 活动休息 指导饮食 指导办理出院手续
护理处置	□ 办理出院手续
基础护理	□ 二级护理 晨晚间护理 患者安全管理
专科护理	□ 观察术眼情况 □ 遵医嘱眼药治疗 □ 心理护理
重点医嘱	□ 详见医嘱执行单
病情变异记录	□ 无 □ 有，原因： 1. 2.
护士签名	

（三）患者表单

翼状胬肉切除术临床路径患者表单

适用对象：**第一诊断为**翼状胬肉（ICD-10：H11.0）

行翼状胬肉切除术（ICD-9-CM-3：11.39）

患者姓名：________性别：________年龄：________门诊号：________住院号：________

住院日期：_____年___月___日　出院日期：_____年___月___日　标准住院日：3天

时间	住院第1天	住院第2天 （手术日）
医患配合	□ 配合询问病史、收集资料，请务必详细告知既往史、用药史、过敏史 □ 如服用抗凝剂，请明确告知 □ 配合进行体格检查 □ 配合完善术前相关检查、化验，如采血、留尿、心电图 □ 配合完善眼科特殊检查 □ 医师与您及家属介绍病情及手术谈话、术前签字 □ 有任何不适请告知医师	□ 配合评估手术效果 □ 有任何不适请告知医师
护患配合	□ 配合测量体温、脉搏、呼吸、血压、体重1次 □ 配合完成入院护理评估（简单询问病史、过敏史、用药史） □ 接受入院宣教（环境介绍、病室规定、订餐制度、贵重物品保管、病房探视陪住管理制度等） □ 自行沐浴，加强头部清洁，剪指甲，男患者剃须 □ 准备好必要用物，吸水管、纸巾等 □ 取下义齿、饰品等，贵重物品交家属保管 □ 有任何不适请告知护士	□ 清晨测量体温、脉搏、呼吸 □ 送手术室前，协助完成核对，带齐影像资料和术中带药 □ 返回病房后，协助完成核对，配合过病床，配合血压测量 □ 遵医嘱采取正确体位 □ 配合缓解疼痛 □ 有任何不适请告知护士
饮食	□ 正常普食	□ 正常普食
排泄	□ 正常排尿便	□ 正常排尿便
活动	□ 正常活动	□ 卧床休息后根据体位要求活动

时间	住院第 3 天 （出院日）
医患配合	□ 接受出院前指导 □ 知道复查程序 □ 获取出院诊断书 □ 预约复诊日期
护患配合	□ 接受出院宣教 □ 办理出院手续 □ 获取出院带药 □ 知道眼药使用频率、方法和眼药保存注意事项 □ 知道复印病历方法
饮食	□ 正常普食
排泄	□ 正常排尿便
活动	□ 正常适度活动，避免疲劳

附：原表单（2011 年版）

翼状胬肉切除术临床路径表单

适用对象：**第一诊断为**翼状胬肉（ICD-10：H11.0）
行翼状胬肉切除术（ICD-9-CM-3：11.39）

患者姓名：________性别：________年龄：________门诊号：________住院号：________

住院日期：_____年___月___日 出院日期：_____年___月___日 标准住院日：3 天

时间	住院第 1 天	住院第 2 天 （手术日）
主要诊疗工作	□ 询问病史及查体 □ 上级医师查房 □ 完成眼科特殊检查：AB 超、角膜测厚 □ 完成术前小结、病历书写	□ 完成眼科特殊检查 □ 上级医师查房，术前评估 □ 签署有关知情同意书 □ 完成手术记录及术后病程 □ 上级医师术后查房，向患者及家属交代病情及术后注意事项
重点医嘱	**长期医嘱：** □ 眼科三级护理常规 □ 饮食（普食/糖尿病饮食/其他） □ 抗生素滴眼液 **临时医嘱：** □ 测眼压 □ 外眼像（必要时） □ 验光 □ 泪液分泌试验（必要时） □ 眼部 AB 超（必要时） □ 角膜测厚（必要时）	**长期医嘱（术后）：** □ 眼科二级护理常规 □ 饮食（普食/糖尿病饮食/其他） □ 抗生素、皮质激素眼液 □ 非甾体类滴眼液（必要时） **临时医嘱：** □ 局麻下单纯翼状胬肉切除术
主要护理工作	□ 入院宣教（环境、规章制度、饮食、治疗、检查、用药、疾病护理等） □ 入院护理评估 □ 执行医嘱、生命体征监测	□ 执行医嘱、生命体征监测、观察患眼情况 □ 健康宣教：疾病相关知识 □ 术后心理与生活护理
病情变异记录	□ 无 □ 有，原因： 1. 2.	□ 无 □ 有，原因： 1. 2.
护士签名		
医师签名		

时间	住院第 3 天 （出院日）
主要诊疗工作	□ 上级医师查房 □ 观察角、结膜伤口、炎症反应、眼球运动等 □ 完成病程记录 □ 决定出院时间
重点医嘱	**长期医嘱（术后）：** □ 眼科术后二级护理常规 □ 饮食（普食/糖尿病饮食/其他） □ 抗生素、皮质激素滴眼液 □ 非甾体类滴眼液（必要时） **临时医嘱：** □ 视力、眼压、外眼像（必要时） □ 出院医嘱：抗生素、糖皮质激素滴眼液及非甾体类滴眼液（必要时），定期门诊复查
主要护理工作	□ 执行医嘱、生命体征监测、观察患眼情况 □ 健康宣教：疾病相关知识 □ 术后心理与生活护理 □ 出院指导：生活、饮食、用药等
病情变异记录	□ 无　□ 有，原因： 1. 2.
护士签名	
医师签名	

第十二章　玻璃体积血临床路径释义

一、玻璃体积血编码

疾病名称及编码：玻璃体积血 H43.1

手术操作名称及编码：玻璃体切割术 14.73/14.74

二、临床路径检索方法

H43.1 伴 14.73/14.74

三、玻璃体积血临床路径标准住院流程

（一）适用对象

第一诊断为玻璃体积血（ICD-10：H43.102）。

行玻璃体切割术（ICD-9-CM-3：14.7402）。

释义

■ 本路径适用对象为单纯性玻璃体积血患者，不包括伴有虹膜或房角新生血管、糖尿病视网膜病变、视网膜脱离、脉络膜脱离、视网膜裂孔、增殖性玻璃体视网膜病变、眼内肿瘤、眼内异物、眼外伤的患者。

■ 玻璃体积血的原因多种多样，有些原因在术前难以发现或明确，如在术中发现有视网膜脱离、视网膜裂孔、增殖性玻璃体视网膜病变，不适用本路径。

■ 玻璃体积血有些在保守治疗或者采用玻璃体切除以外的其他治疗方式后可以吸收，这部分患者不适用本路径。

■ 在采用玻璃体切割术的同时需要联合使用视网膜光凝、白内障摘除、青光眼手术、视网膜冷冻、增殖膜剥除、眼内注药、眼内填充的患者不适用本路径。玻璃体切割术后的玻璃体再次出血不适用本路径。

■ 需要全身麻醉手术的玻璃体积血患者不适用本路径。

■ 如果因合并其他控制不良的全身疾病，在住院期间需要其他科室医生协助处理的患者不进入本路径。

（二）诊断依据

根据《临床诊疗指南·眼科学分册》（中华医学会编著，人民卫生出版社）和《临床技术操作规范·眼科学分册》（中华医学会编著，人民军医出版社）。

1. 症状：急性视力下降 2~3 个月。
2. 体征：玻璃体混浊眼底模糊或不入，2~3 个月不吸收。

3. 辅助检查：B 超示玻璃体混浊。

释义

■ 玻璃体积血患者的症状可表现为眼前黑影、视力不同程度下降。当玻璃体积血量较大，且遮挡黄斑区时，视力下降明显。当玻璃体积血较少且沉积于玻璃体腔下方时，可以不影响视力。

■ 当玻璃体积血量较大时，散瞳眼底检查可见玻璃体血性混浊（急性出血）或者白色混浊（陈旧出血），视网膜无法窥见。当玻璃体积血较少时，可隐约透见视网膜。玻璃体积血沉积于玻璃体腔下方时，仅遮挡下方部分视网膜而其他部分的视网膜可以清晰可见。

■ 玻璃体积血非常新鲜时，眼部 B 超检查不一定能显示明显的玻璃体混浊，有时需要提高增益才能发现玻璃体混浊。

（三）治疗方案的选择

根据《临床诊疗指南·眼科学分册》（中华医学会编著，人民卫生出版社）和《临床技术操作规范·眼科学分册》（中华医学会编著，人民军医出版社）。

玻璃体切割术：玻璃体混浊致使眼底模糊或不入，无法进行相关眼底治疗；经治疗 2~3 个月混浊不吸收。

释义

■ 根据玻璃体积血原因的不同，在采用玻璃体切割术的同时可能需要联合使用视网膜光凝、白内障摘除、青光眼手术、视网膜冷冻、增殖膜剥除、眼内注药、眼内填充的患者不适用于本路径。

（四）标准住院日为 7~12 天

释义

■ 标准住院日是针对多数医院的现状制订，提倡缩短住院日。

■ 玻璃体积血患者入院后，术前准备 1~3 天，在第 2~4 天手术，术后恢复 1~5 天出院。如果术后第一天检查玻璃体腔清亮且无其他并发症出现，术后第一天即可出院，如果术后仍有少量浮游血细胞，或者出现其他并发症，可以观察数日并采取相应措施后再出院。术后玻璃体腔积血较多影响眼底观察的患者应当在确定未发生视网膜脱离和脉络膜脱离的情况下再安排患者出院。

（五）进入路径标准

1. 第一诊断必须符合 ICD-10 玻璃体积血疾病编码。

2. 若患者同时具有其他疾病诊断，但在住院期间不需要特殊处理也不影响第一诊断的临床路径流程实施，可以进入临床路径。

释义

■ 在采用玻璃体切割术的同时需要联合使用视网膜光凝、白内障摘除、青光眼手术、视网膜冷冻、增殖膜剥除、眼内注药、眼内填充的患者不适用本路径。玻璃体切割术后的玻璃体再次出血不适用本路径。

■ 需要全身麻醉手术的玻璃体积血患者不适用本路径。

■ 同时具有轻微白内障但不需要白内障摘除的患者可以进入本路径；同时具有青光眼但用药控制良好，不需要抗青光眼手术的患者可以进入本路径。同时具有屈光不正、老视、翼状胬肉等眼部情况，但在住院期间不需要特殊处理的患者，可以进入本路径。

■ 同时具有糖尿病、高血压、冠心病等全身疾病，但在住院期间不需要特殊处理的患者，可以进入本路径。但如果患者因全身疾病控制不良，在住院期间需要其他科室医师协助处理的患者不进入本路径。

（六）术前准备（术前评估）3~6 天

必需的检查项目：

（1）血常规、尿常规。

（2）凝血功能。

（3）肝肾功能。

（4）感染性疾病筛查（乙肝、丙肝、艾滋病、梅毒等）。

（5）心电图。

（6）眼部 B 超。

释义

■ 必查项目是确保手术治疗安全、有效开展的基础，在术前必须完成。相关人员应认真分析检查结果，以便及时发现异常情况并采取对应处理。

■ 为缩短患者术前等待时间，检查项目可以在患者入院前于门诊完成。

■ 眼部 B 超用于确认玻璃体积血的存在，同时明确是否合并视网膜脱离、脉络膜脱离、眼内肿瘤等情况。若可疑房角或虹膜新生血管，应当进行房角镜检查。如果眼底视网膜可见，建议行眼底照相记录玻璃体积血及视网膜情况。

（七）预防性抗菌药物选择与使用时机

1. 按照《抗菌药物临床应用指导原则》（卫医发〔2004〕285 号）执行。

2. 选用二代头孢类或喹诺酮类抗菌药，预防性用药时间为 3 天。

释义

■ 术前 2~3 天应选用广谱的抗菌药物滴眼液，每日 4~6 次。同时应冲洗泪道，除外泪囊炎。对于合并有急性结膜炎的患者，使用局部抗生素的时间应延长，直到炎症完全消退后 1 周方可手术，以预防术后感染。

（八）手术日为入院第 4~7 天

1. 麻醉方式：局部麻醉。
2. 术中用药：利多卡因。

释义

■ 本路径推荐的麻醉方式为局部麻醉，但年幼患者或对疼痛敏感患者也可以用全身麻醉，但不进入本路径。

■ 术中用药还有聚维酮碘消毒液。

■ 视术中情况可能使用的药品还有注射用血凝酶、地西泮、压宁定等。

■ 术中可能使用的耗品包括注射器、受水袋、棉签、眼垫、手术贴膜、穿刺刀、照明光纤、激光光纤、玻切头等。

■ 视术中情况可能联合进行视网膜光凝、白内障摘除、视网膜冷冻、增殖膜剥除、眼内注药、眼内填充等操作，如果发生以上情况则不进入本路径。

（九）术后住院恢复 5~7 天

术后用药：通常抗生素二代头孢或喹诺酮类，用药时间为 1~3 天。

释义

■ 术后除了常规眼部检查外，根据患者玻璃体积血清除情况，必要时可辅助眼部超声、OCT 等相关检查项目。

■ 术后根据眼部反应情况调整用药，激素类滴眼剂要注意观察眼压。

■ 鉴于 2012 年 8 月 1 日起施行《抗菌药物临床应用管理办法》[卫生部（现国家卫生和计划生育委员会）令第 84 号]，路径中抗生素使用应按照新的管理规范执行，均不再全身（口服、静脉注射或肌内注射）使用抗生素，原则上以局部使用抗生素预防感染。

■ 眼科用药主要采用抗菌药物滴眼液。其他用药如甾体激素滴眼液、非甾体类滴眼液、散瞳剂。

（十）出院标准（围绕一般情况、切口情况、第一诊断转归）

1. 眼压正常范围。
2. 前房正常，无明显炎症反应。
3. 伤口愈合好。
4. 玻璃体腔无明显混浊，可见视网膜在位。

释义

■ 患者出院前应符合如上相关检查标准，若未达到如上标准或有眼内感染征象，应分析原因，并做出相应的处理方案。

■ 出现手术后并发症（玻璃体再出血、脉络膜脱离、术后持续高眼压、玻璃体重度混浊），需较长时间观察和药物治疗者不进入临床路径。

（十一）有无变异及原因分析

1. 糖尿病视网膜病变所致玻璃体积血患者不进入临床路径。
2. 术中需剥膜或进行眼内激光光凝治疗的患者不进入临床路径。
3. 术前 B 超发现视网膜脱离者不进入临床路径。
4. 术中使用硅油或气体填充者不进入临床路径。
5. 出现合并症（如视网膜脱离），需要手术处理者，不进入临床路径。
6. 出现手术后并发症（玻璃体再出血、脉络膜脱离、术后持续高眼压、玻璃体重度混浊），需较长时间观察和药物治疗者不进入临床路径。
7. 第一诊断为玻璃体积血，又合并老年性白内障，需同时行白内障手术者，不进入临床路径。
8. 全麻手术不进入临床路径。
9. 合并较重的全身疾病，如糖尿病、高血压、肾衰竭等疾病，血压血糖短时间内难以控制者，不进入临床路径。
10. 该路径适用于单纯玻璃体切除手术者。

释义

■ 变异是指入选临床路径的患者未能按路径流程完成医疗行为或未达到预期的医疗质量控制目标。这包含三方面情况：①按路径流程完成治疗，但出现非预期结果，可能需要后续进一步处理，如出现脉络膜驱逐性出血等严重并发症；②按路径流程完成治疗，但超出了路径规定的时限或限定的费用，如实际住院日超出标准住院日要求，或未能在规定的手术日时间限定内实施手术等。对于这些患者，主管医师均应进行变异原因的分析，并在临床路径的表单中予以说明；③术中发现或发生其他情况需要改变术式，如需要联合使用视网膜光凝、白内障摘除、视网膜冷冻、增殖膜剥除、眼内注药、眼内填充等操作。

四、玻璃体积血临床路径给药方案

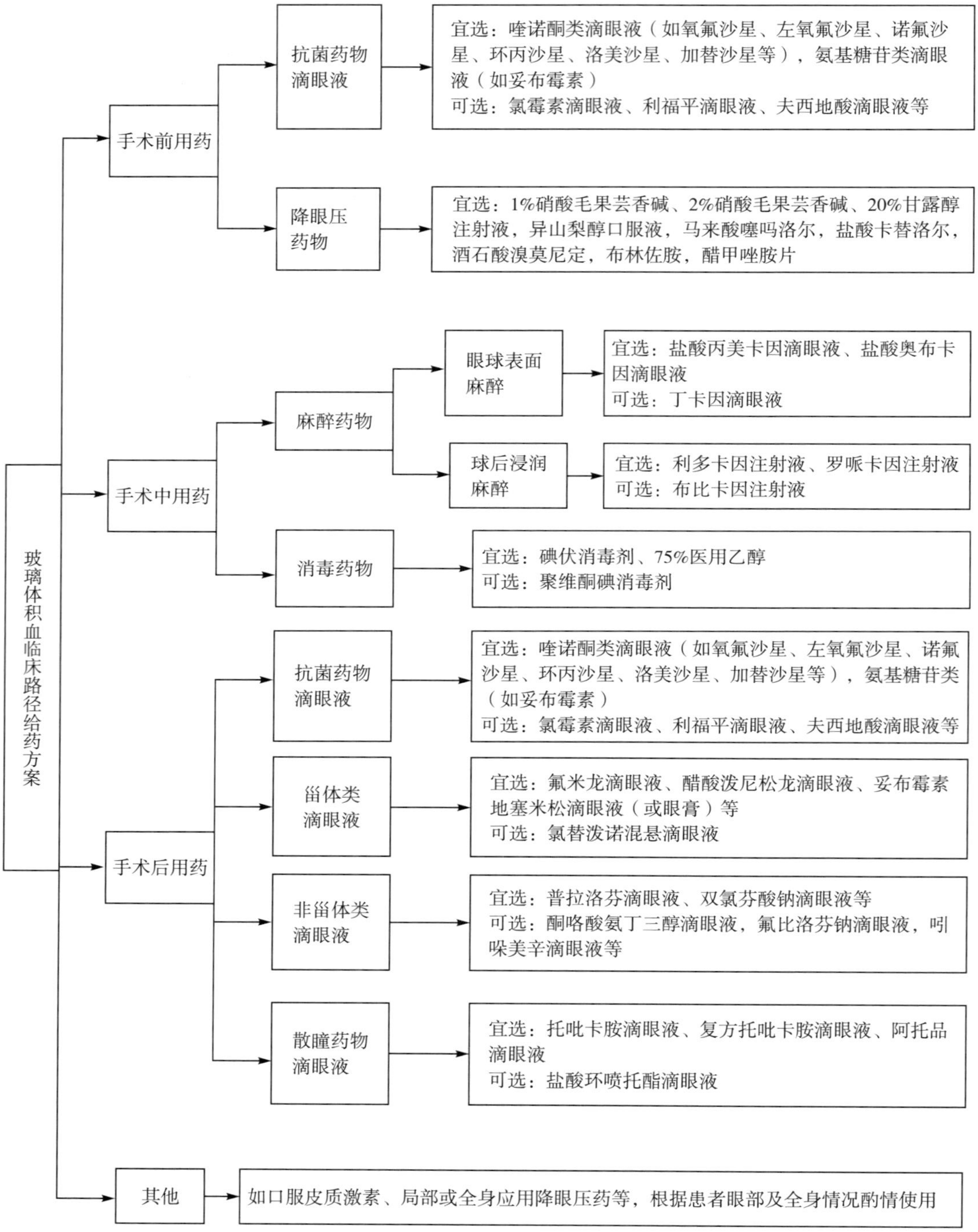

【用药选择】

1. 手术前应用广谱抗生素滴眼液1~3天，起到清洁结膜囊的作用。术前应用散瞳剂，方便眼底检查。部分患者对常见的散瞳剂过敏，表现为眼红、眼痒等，可以试用盐酸环喷托酯滴眼液。

2. 手术中除了眼睑周围皮肤消毒外，还要注意结膜囊的消毒，除了术前冲洗结膜囊外，结膜囊应用5%聚维酮碘消毒液可以起到有效的灭菌作用。

3. 手术后常规应用广谱抗生素、甾体、非甾体类滴眼液，起到预防感染、控制炎症反应的作用。术后应用散瞳剂，不但方便眼底检查，也可以起到活动瞳孔、抑制炎症反应的作用。酌情考虑是否选择口服糖皮质激素。

4. 通常不需要静脉用药。

【药学提示】

1. 对于周边前房浅、晶状体膨隆等有青光眼潜质的患者，或者既往有闭角型青光眼病史的患者，使用散瞳剂需要慎重，避免诱发青光眼急性发作。

2. 术后甾体类滴眼液不宜长期使用，因有导致激素性青光眼的可能。

【注意事项】

单纯玻璃体积血的玻璃体切割手术，为眼局部的手术，通常围术期眼局部点药即可，一般不需要静脉用抗生素等药物。

五、推荐表单

（一）医师表单

玻璃体积血临床路径医师表单

适用对象：**第一诊断为**玻璃体积血（ICD-10：H43.102）
行玻璃体切割术（ICD-9-CM-3：14.7402）

患者姓名：________性别：________年龄：________门诊号：________住院号：________
住院日期：_____年___月___日　出院日期：_____年___月___日　标准住院日：7~12天

时间	住院第1天	住院第2天	住院第3天
主要诊疗工作	□ 询问病史及体格检查，包括视力、眼压、裂隙灯和间接检眼镜检查 □ 冲洗泪道 □ 完成病历书写 □ 开化验单 □ 初步确定手术方式和日期 □ 术眼抗菌药物滴眼 □ 术眼散瞳剂滴眼	□ 视力、眼压、裂隙灯和间接检眼镜检查 □ 上级医师查房 □ 完善术前检查和术前评估 □ 如有必要，完成相关检查，如眼底像、FFA、OCT、B超等 □ 术眼抗菌药物滴眼液清洁结膜囊 □ 术眼散瞳剂滴眼	□ 视力、眼压、裂隙灯和间接检眼镜检查 □ 完成术前小结和术前讨论、上级医师查房记录等 □ 签署手术同意书、自费用品协议书 □ 术眼抗菌药物滴眼 □ 术眼散瞳剂滴眼 □ 术前准备，如剪睫毛、冲洗结膜囊等
重点医嘱	**长期医嘱：** □ 眼科二级或三级护理常规 □ 饮食 □ 抗菌药物滴眼液 □ 散瞳剂 **临时医嘱：** □ 血、尿常规，血糖、肝肾功能，凝血功能，感染性疾病筛查 □ 心电图，X线胸片 □ 眼底像，FFA（必要时） □ OCT（必要时） □ 眼B超（必要时）	**长期医嘱：** □ 眼科二级或三级护理常规 □ 饮食 □ 抗菌药物滴眼液 □ 散瞳剂	**长期医嘱：** □ 眼科二级或三级护理常规 □ 饮食 □ 抗菌药物滴眼液 □ 散瞳剂 **临时医嘱：（术前一日）** □ 常规准备明日在局麻下行玻璃体切割术 □ 术前冲洗结膜囊、备皮 □ 术前1小时充分散瞳 □ 术前口服镇静药（必要时） □ 术前1小时肌注止血药（必要时）
病情变异记录	□ 无　□ 有，原因： 1. 2.	□ 无　□ 有，原因： 1. 2.	□ 无　□ 有，原因： 1. 2.
医师签名			

时间	住院第 2~4 天* (手术日)	住院第 3~5 天 (术后 1 日)
主要诊疗工作	□ 手术：有手术指征，无手术禁忌可手术治疗 □ 术者完成手术记录 □ 住院医师完成手术病程 □ 上级医师查房 □ 向患者及家属交代术中情况及术后注意事项	□ 上级医师查房 □ 患者有无疼痛等不适主诉 □ 视力、眼压、裂隙灯和间接检眼镜检查 □ 如眼压高或玻璃体混浊，进行相应的处理 □ 完成常规病历书写
重点医嘱	**长期医嘱：** □ 眼科术后二级护理常规 □ 饮食 □ 眼部换药 qd □ 抗菌药物滴眼液 □ 激素滴眼液 □ 散瞳剂 □ 口服激素（必要时） **临时医嘱：** □ 甘露醇输液（必要时） □ 镇痛片（必要时） □ 止血药（必要时）	**长期医嘱：** □ 眼科术后二级护理常规 □ 饮食 □ 眼部换药 qd □ 抗菌药物滴眼液 □ 激素滴眼液 □ 散瞳剂 □ 口服激素（必要时） **临时医嘱：** □ 眼压增高：甘露醇输液、局部降眼压滴眼液 □ 炎症反应重：球后或结膜下注射 □ 止血药（必要时）
病情变异记录	□ 无　□ 有，原因： 1. 2.	□ 无　□ 有，原因： 1. 2.
医师签名		

*注：如入院前已按要求完成部分术前检查，则手术前准备时间可适当缩短

时间	住院第4~6天 （术后2~3日）	住院第7~12天 （出院日）
主要诊疗工作	□ 上级医师查房 □ 患者有无疼痛等不适主诉 □ 视力、眼压、裂隙灯和间接检眼镜检查 □ 如眼压高或玻璃体混浊，进行相应的处理 □ 完成常规病历书写	□ 上级医师查房 □ 患者有无疼痛等不适主诉 □ 视力、眼压、裂隙灯和间接检眼镜检查 □ 如眼压高或玻璃体混浊，进行相应的处理 □ 根据术后伤口、玻璃体腔、视网膜情况，并发症是否控制等决定术后出院时间 □ 完成常规病历书写 □ 完成出院志、病案首页、出院诊断证明书等病历材料 □ 向患者交代出院后的后续治疗及相关注意事项，如复诊时间等
重点医嘱	**长期医嘱：** □ 眼科术后二级护理常规 □ 饮食 □ 眼部换药 qd □ 抗菌药物滴眼液 □ 激素滴眼液 □ 散瞳剂 □ 口服激素（必要时） **临时医嘱：** □ 眼压增高：甘露醇输液、局部降眼压滴眼液 □ 炎症反应重：球后或结膜下注射 □ 止血药（必要时）	**长期医嘱：** □ 出院带药 ■ 抗菌药物滴眼液 ■ 甾体激素滴眼液 ■ 非甾体类抗炎滴眼液 ■ 散瞳剂 ■ 口服激素（必要时） □ 门诊随诊
病情变异记录	□ 无 □ 有，原因： 1. 2.	□ 无 □ 有，原因： 1. 2.
医师签名		

（二）护士表单

玻璃体积血临床路径护士表单

适用对象：**第一诊断为**玻璃体积血（ICD-10：H43.102）

行玻璃体切割术（ICD-9-CM-3：14.7402）

患者姓名：________性别：________年龄：________门诊号：________住院号：________

住院日期：_____年___月___日　出院日期：_____年___月___日　标准住院日：7~12 天

时间	住院第 1 天	住院第 2 天	住院第 3 天
健康宣教	□ 入院宣教 介绍主管医师、护士 介绍环境、设施 介绍住院注意事项	□ 疾病宣教 宣教疾病知识 主管护士与患者沟通，了解并指导心理应对	□ 术前宣教 术前准备及手术过程 告知准备物品、沐浴 告知术后饮食、活动及探视注意事项 告知术后可能出现的情况及应对方式 告知家属等候区位置
护理处置	□ 核对患者，佩戴腕带 □ 建立入院护理病历 □ 卫生处置：剪指（趾）甲、沐浴，更换病号服	□ 协助医师完成术前检查化验 □ 协助完成眼科特殊检查，如 B 超。如有必要，协助完成相关检查，如 FFA、OCT 等	□ 卫生处置：洗头、沐浴 □ 术前准备 剪眼毛、冲洗结膜囊
基础护理	□ 二级护理 晨晚间护理 患者安全管理	□ 二级护理 晨晚间护理 患者安全管理	□ 二级护理 晨晚间护理 患者安全管理
专科护理	□ 护理查体 □ 需要时，填写跌倒及压疮防范表 □ 需要时，请家属陪伴 □ 遵医嘱抗菌药物眼水点术眼（4 次/日） □ 心理护理	□ 遵医嘱完成相关检查 □ 遵抗菌药物眼剂点术眼（4 次/日） □ 心理护理	□ 病情观察 □ 遵抗菌药物滴眼液点术眼（4 次/日） □ 心理护理
重点医嘱	□ 详见医嘱执行单	□ 详见医嘱执行单	□ 详见医嘱执行单
病情变异记录	□ 无　□ 有，原因： 1. 2.	□ 无　□ 有，原因： 1. 2.	□ 无　□ 有，原因： 1. 2.
护士签名			

时间	住院第 2~4 天 （手术日）	住院第 3~5 天 （术后 1 日）
健康宣教	□ 术后当日宣教 告知体位要求，俯卧位患者解释理由 告知饮食要求 告知疼痛注意事项 告知术后可能出现情况的应对方式 给予患者及家属心理支持 再次明确探视陪伴须知	□ 术后宣教 眼药作用及频率 饮食、体位活动指导 复查患者对术前宣教内容的掌握程度
护理处置	□ 送手术 摘除患者各种活动物品 核对患者资料及术中带药 填写手术交接单，签字确认 □ 接手术 核对患者及资料，签字确认	□ 协助完成眼部相关检查
基础护理	□ 二级护理 晨晚间护理 协助或指导活动 患者安全管理	□ 二级护理 晨晚间护理 协助或指导活动 患者安全管理
专科护理	□ 病情观察，观察术眼情况变化 □ 测量患者 TPR 变化 □ 术前遵医嘱给予散瞳药滴眼 □ 术后协助患者的正确体位 □ 心理护理	□ 病情观察，观察术眼情况变化 □ 协助患者正确体位 □ 遵医嘱眼药治疗 □ 心理护理
重点医嘱	□ 详见医嘱执行单	□ 详见医嘱执行单
病情变异记录	□ 无 □ 有，原因： 1. 2.	□ 无 □ 有，原因： 1. 2.
护士签名		

时间	住院第 4~6 天 （术后 2~3 日）	住院第 7~12 天 （出院日）
健康宣教	□ 术后宣教 药物作用及频率 饮食、活动指导 复查患者对术前宣教内容的掌握程度 疾病恢复期注意事项 拔尿管后注意事项 下床活动注意事项	□ 出院宣教 复查时间 眼药使用方法与频率 活动休息 指导饮食 指导办理出院手续
护理处置	□ 遵医嘱完成相关检查	□ 办理出院手续
基础护理	□ 二级护理 晨晚间护理 患者安全管理	□ 二级护理 晨晚间护理 患者安全管理
专科护理	□ 病情观察，观察术眼情况变化 □ 协助患者正确体位 □ 遵医嘱眼药治疗 □ 心理护理	□ 观察术眼情况 □ 遵医嘱眼药治疗 □ 心理护理
重点医嘱	□ 详见医嘱执行单	□ 详见医嘱执行单
病情变异记录	□ 无　□ 有，原因： 1. 2.	□ 无　□ 有，原因： 1. 2.
护士签名		

（三）患者表单

玻璃体积血临床路径患者表单

适用对象：**第一诊断为**玻璃体积血（ICD-10：H43.102）
行玻璃体切割术（ICD-9-CM-3：14.7402）

患者姓名：________性别：________年龄：________门诊号：________住院号：________
住院日期：_____年___月___日　出院日期：_____年___月___日　标准住院日：7~12天

时间	住院第1天	住院第2~3天	住院第2~4天 （手术日）
医患配合	□ 配合询问病史、收集资料，请务必详细告知既往史、用药史、过敏史 □ 如服用抗凝剂，请明确告知 □ 配合进行体格检查 □ 有任何不适请告知医师	□ 配合完善术前相关检查、化验，如采血、留尿、心电图 □ 配合完善眼科特殊检查，如B超。如有必要，协助完成相关检查，如FFA，OCT等 □ 医师与患者及家属介绍病情及手术谈话、术前签字 □ 麻醉师与患者进行术前访视	□ 配合评估手术效果 □ 有任何不适请告知医师
护患配合	□ 配合测量体温、脉搏、呼吸、血压、体重 □ 配合完成入院护理评估（简单询问病史、过敏史、用药史） □ 接受入院宣教（环境介绍、病室规定、订餐制度、贵重物品保管、病房探视陪住管理制度等） □ 有任何不适请告知护士	□ 配合测量体温、脉搏、呼吸、询问排便 □ 接受术前宣教 □ 自行沐浴，加强头部清洁，剪指甲，男患者剃须 □ 准备好必要用物，吸水管、纸巾等 □ 取下义齿、饰品等，贵重物品交家属保管	□ 清晨测量体温、脉搏、呼吸 □ 送手术室前，协助完成核对，带齐影像资料和术中带药 □ 返回病房后，协助完成核对，配合过病床，配合血压测量 □ 遵医嘱采取正确体位 □ 配合缓解疼痛 □ 有任何不适请告知护士
饮食	□ 正常普食	□ 正常普食	□ 正常普食
排泄	□ 正常排尿便	□ 正常排尿便	□ 正常排尿便
活动	□ 正常活动	□ 正常活动	□ 卧床休息后根据体位要求活动

时间	住院第 3~6 天 （术后 1~3 日）	住院第 7~12 天 （出院日）
医患配合	□ 配合检查眼部情况 □ 配合眼部伤口换药	□ 接受出院前指导 □ 知道复查程序 □ 获取出院诊断书 □ 预约复诊日期
护患配合	□ 配合定时测量体温、脉搏、呼吸，每日询问排便 □ 注意活动安全，避免坠床或跌倒 □ 配合执行探视及陪伴	□ 接受出院宣教 □ 办理出院手续 □ 获取出院带药 □ 知道眼药使用频率、方法和眼药保存注意事项 □ 知道特殊体位的时间 □ 知道复印病历方法
饮食	□ 正常饮食	□ 正常饮食
排泄	□ 正常排尿便 □ 避免便秘	□ 正常排尿便 □ 避免便秘
活动	□ 正常适度活动，避免疲劳	□ 正常适度活动，避免疲劳

附：原表单（征求意见稿）

玻璃体积血临床路径表单

适用对象：**第一诊断为**玻璃体积血（ICD-10：H43.102）

行玻璃体切割术（ICD-9-CM-3：14.7402）

患者姓名：________性别：________年龄：________门诊号：________住院号：________

住院日期：_____年___月___日　出院日期：_____年___月___日　标准住院日：7~12天

时间	住院第1天	住院第2天	住院第3天	住院第4~7天（手术日）
主要诊疗工作	□ 询问病史及体格检查，包括裂隙灯和间接检眼镜检查 □ 完成病历书写 □ 开化验单 □ 上级医师查房与术前评估 □ 初步确定手术方式和日期 □ 术眼抗生素滴眼液清洁结膜囊	□ 上级医师查房 □ 完善术前检查和术前评估 □ 术眼完成眼科特殊检查：AB超 □ 对侧眼如有必要，完成相关检查：如FFA、OCT等 □ 裂隙灯和间接检眼镜检查 □ 术眼抗生素滴眼液清洁结膜囊	□ 完成必要的相关科室会诊 □ 调整全身用药，控制血压、血糖等 □ 制订对侧眼治疗方案 □ 裂隙灯和间接检眼镜检查 □ 住院医完成术前小结和术前讨论，上级医师查房记录等 □ 签署手术同意书、自费用品协议书 □ 抗生素眼药水清洁结膜囊	□ 手术：在全身状况许可情况下手术治疗 □ 术者完成手术记录 □ 住院医完成术后病程 □ 上级医师查房 □ 向患者及家属交代病情及术后注意事项
重点医嘱	**长期医嘱：** □ 眼科二级护理常规 □ 饮食 □ 抗生素眼水 □ 1%阿托品滴眼液散瞳 **临时医嘱：** □ 血尿常规，肝肾常规，凝血功能，感染性疾病筛查，心电图 □ 眼AB超	**长期医嘱：** □ 眼科二级护理常规 □ 饮食 □ 抗生素眼水 □ 1%阿托品滴眼液散瞳	**长期医嘱：** □ 眼科二级护理常规 □ 饮食 □ 抗生素滴眼液 □ 1%阿托品滴眼液散瞳 **临时医嘱：（术前一日）** □ 常规准备明日在局麻下行玻璃体切割术 □ 术前洗眼备皮 □ 术前1小时充分散瞳	**长期医嘱：** □ 眼科术后二级护理常规 □ 普食 □ 抗生素+激素滴眼液 □ 散瞳剂 □ 服抗生素 □ 服止血药 **临时医嘱：** □ 今日在局麻下行玻璃体切割术
主要护理工作	□ 病区环境介绍 □ 入院评估、介绍主管医护人员 □ 医院相关制度介绍 □ 执行长短期医嘱 □ 饮食宣教 □ 生命体征监测 □ 介绍相关治疗、检查、用药等护理中应注意的问题 □ 完成护理记录单书写	□ 指导患者尽快适应病区环境 □ 执行医嘱治疗护理 □ 介绍有关疾病的护理知识 □ 介绍相关治疗、检查、用药等护理中应注意的问题 □ 饮食宣教 □ 生命体征监测 □ 完成护理记录单书写	□ 执行医嘱为患者治疗护理 □ 饮食宣教 □ 生命体征监测 □ 健康宣教：术前术中注意事项 □ 执行手术前医嘱 □ 完成术前护理记录单书写	□ 健康宣教：术后注意事项 □ 执行术后医嘱 □ 完成手术当日护理记录单书写 □ 观察动态病情变化，及时与医生沟通，执行医嘱 □ 介绍相关治疗、检查、用药等护理中应注意的问题
病情变异记录	□ 无　□ 有，原因： 1. 2.	□ 无　□ 有，原因： 1. 2.	□ 无　□ 有，原因： 1. 2.	□ 无　□ 有，原因： 1. 2.
护士签名				
医师签名				

时间	住院第 5~8 天 （术后 1 日）	住院第 6~9 天 （术后 2 日）	住院第 7~12 天 （术后 3~7 日）
主要诊疗工作	□ 上级医师查房 □ 裂隙灯和间接检眼镜检查 □ 注意眼压，伤口，玻璃体、眼底 □ 住院医师完成常规病历书写	□ 上级医师查房 □ 裂隙灯和间接检眼镜检查 □ 注意眼压，伤口，玻璃体、眼底 □ 住院医师完成常规病历书写 □ 如果眼压增高，或玻璃体混浊则进行相应处理	□ 上级医师查房 □ 裂隙灯和间接检眼镜检查 □ 注意眼压，伤口，玻璃体、眼底 □ 住院医师完成常规病历书写 □ 根据术后伤口、玻璃体腔、眼底情况，并发症是否控制决定术后出院时间 □ 完成出院志、病案首页、出院诊断证明书等所有病历 □ 向患者交代出院后的后续治疗及相关注意事项，如复诊时间等
重点医嘱	**长期医嘱：** □ 眼科术后二级护理常规 □ 普食 □ 抗生素+激素滴眼液 □ 散瞳剂 □ 服抗生素 □ 服止血药 **临时医嘱：** □ 如果眼压高，应用降眼压药物 □ 如果炎症反应重，结膜下注射	**长期医嘱：** □ 根据并发症情况给与相应治疗 □ 眼压增高：噻吗洛尔，酒石酸溴莫尼定、醋甲唑胺 □ 玻璃体混浊：碘制剂 **临时医嘱：** □ 炎症反应：局部注射	**长期医嘱：** □ 出院带药 ■ 抗生素+激素滴眼液 ■ 非甾体类抗炎药水 ■ 散瞳剂
主要护理工作	□ 执行术后医嘱 □ 观察动态病情变化，及时与医生沟通，执行医嘱 □ 健康宣教：手术后相关注意事项，介绍有关患者康复锻炼方法 □ 术后用药知识宣教 □ 监测患者生命体征变化、术眼情况变化 □ 完成术后第一日护理记录单	□ 执行术后医嘱 □ 观察动态病情变化，及时与医生沟通，执行医嘱 □ 健康宣教：手术后相关注意事项，介绍有关患者康复锻炼方法 □ 术后用药知识宣教 □ 监测患者生命体征变化、术眼情况变化 □ 完成术后第二日护理记录单	□ 执行术后医嘱、出院医嘱 □ 观察动态病情变化，及时与医生沟通，执行医嘱 □ 进行出院指导：生活指导、饮食指导、用药指导 □ 监测患者生命体征变化、术眼情况变化 □ 完成术后护理记录单
病情变异记录	□ 无　□ 有，原因： 1. 2.	□ 无　□ 有，原因： 1. 2.	□ 无　□ 有，原因： 1. 2.
护士签名			
医师签名			